Os cinco elementos na alimentação equilibrada
A arte da vida e da culinária segundo a Medicina Tradicional Chinesa

Dados Internacionais de Catalogação na Publicação
(Câmara Brasileira do Livro, SP, Brasil)

Fahrnow, Ilse Maria
  Os cinco elementos na alimentação equilibrada /
Ilse Maria Fahrnow, Jürgen Fahrnow – tradução Inês
Lohbauer. – São Paulo : Ágora, 2003.

Título original: Fünf Elemente Ernährung
ISBN 978-85-7183-796-6

1. Cinco elementos (Filosofia chinesa) 2. Medicina chinesa
3. Medicina oriental 4. Nutrição I. Fahrnow, Jürgen. II. Título

03-2007   CDD-613.26

Índice para catálogo sistemático:
1. Alimentação equilibrada :
Aplicação dos cinco elementos /
Medicina chinesa : Promoção
da saúde   613.26

Compre em lugar de fotocopiar.
Cada real que você dá por um livro recompensa seus autores
e os convida a produzir mais sobre o tema;
incentiva seus editores a encomendar, traduzir e publicar
outras obras sobre o assunto;
e paga aos livreiros por estocar e levar até você livros
para a sua informação e o seu entretenimento.
Cada real que você dá pela fotocópia não autorizada de um livro
financia o crime
e ajuda a matar a produção intelectual de seu país.

Os cinco elementos na alimentação equilibrada
A arte da vida e da culinária segundo a Medicina Tradicional Chinesa

Dra. Ilse Maria Fahrnow

e

Jürgen Fahrnow

EDITORA
ÁGORA

Do original em alemão
FÜNF ELEMENTE ERNÄHRUNG
by dra. Ilse Maria Fahrnow e Jürgen Fahrnow
Copyright © 1999 by Gräfe und Unzer Verlag
GmbH, Munique
Direitos desta tradução reservados por Summus Editorial

Tradução: **Inês Lohbauer**
Projeto gráfico: **Vision Creative, Munique**
Diagramação: **Media a., Ludger Volfeld**
Capa: **BVDA-Brasil Verde**
Créditos das fotos e ilustrações: **Veja p. 158**

EDITORA
ÁGORA

Departamento editorial
Rua Itapicuru, 613 – 7º andar
05006-000 – São Paulo – SP
Fone: (11) 3872-3322
http://www.editoraagora.com.br
e-mail: agora@editoraagora.com.br

Atendimento ao consumidor
Summus Editorial
Fone: (11) 3865-9890

Vendas por atacado
Fone: (11) 3873-8638
e-mail: vendas@summus.com.br

Impresso no Brasil

Sumário

Prefácio
A energia da alimentação _5

Uma palavra introdutória _6

1
**A Medicina
Tradicional Chinesa _____9**

O que nos alimenta _____10
A filosofia dos cinco
elementos_____ 11
Fundamentos da MTC____13
A força vital Qi _____13
Yin e Yang – as forças
polarizadas_____15
Teste de autoavaliação:
sou um tipo Yin ou Yang? _18
Os cinco elementos – o
modelo vivo de um
mundo interligado _____25
A cozinha como cosmo __37
Os cinco elementos
e o bem-estar _____37
Considere cada elemento no
planejamento alimentar ___39
Valorize o Yin e o Yang
para seus convidados_____40
Cozinhe em ciclos_____41
As batatas segundo
os ensinamentos dos
cinco elementos _____43
Saboreie sua refeição! ____44

2
**A alimentação segundo
os cinco elementos ___ 47**

Conhecendo o
elemento madeira_____48

Correspondências do
elemento madeira_____48
Teste: meu elemento
madeira está
equilibrado? _____51
Equilíbrio de energia no
elemento madeira_____52
Receitas _____54
**Conhecendo o
elemento fogo _____ 58**
Correspondências do
elemento fogo _____58
Teste: meu elemento fogo
está equilibrado?_____62
Equilíbrio de energia no
elemento fogo _____63
Receitas _____64
**Conhecendo o
elemento terra _____68**
Correspondências do
elemento terra_____68
Teste: meu elemento terra
está equilibrado? _____71
Equilíbrio de energia no
elemento terra_____72
Receitas _____74
**Conhecendo o
elemento metal _____78**
Correspondências do
elemento metal _____78
Teste: meu elemento metal
está equilibrado? _____81
Equilíbrio de energia no
elemento metal _____82
Receitas _____84
**Conhecendo o
elemento água _____88**
Correspondências do
elemento água_____88
Teste: meu elemento água
está equilibrado?_____91

Este livro lhe oferece uma visão abrangente do sistema alimentar segundo os cinco elementos. Você poderá familiarizar-se com seus fundamentos filosóficos e obter muitas dicas práticas e receitas culinárias que facilitarão a transposição dos ensinamentos para a sua cozinha. Além disso, você encontrará estímulos para viver em harmonia com os cinco elementos, e terá, ainda, um capítulo adicional sobre emagrecimento.

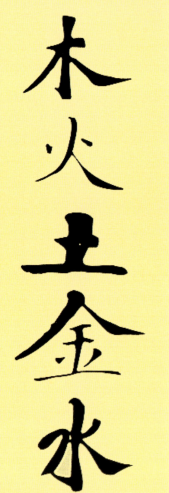

Com uma alimentação saudável você contribui sensivelmente para sua saúde. Mas atenção: este livro não pode substituir uma visita ao médico. Portanto, se você sofre de algum distúrbio sério ou constante, deverá obrigatoriamente consultar um especialista.

Equilíbrio de energia no
elemento água _____ 92
Receitas _____ 94

3
Vivendo com os cinco elementos _____ 99

Dicas para o corpo, a
alma e o espírito _____ 100
O que é doença? _____ 100
**Reforço ao
elemento madeira _____ 101**
O movimento é
necessário _____ 101
Cuidados com os olhos __ 102
Ajude o fígado _____ 103
Dê espaço à ira _____ 105
**Reforço ao
elemento fogo _____ 106**
Estimule sua circulação
sanguínea! _____ 106
Cuidados com a língua ___ 106
Ajude seu intestino
delgado _____ 107
Permita o riso em
sua vida! _____ 108
**Reforço ao
elemento terra _____ 109**
O poder dos pensamentos_ 109
Decifrando os
"laços familiares" _____ 111
Cuidados com os
tecidos conjuntivos _____ 112
**Reforço ao
elemento metal _____ 115**
Exercícios de contato ___ 115

Ajude a respiração _____ 117
Ajude o intestino grosso _ 119
Despedida e recomeço ___ 121
Calor e umidade _____ 122
**Reforço ao
elemento água _____ 123**
Fortaleça os ossos _____ 123
Ajude seus rins _____ 123
Poupe os ouvidos _____ 125
Reforce seu
elemento água _____ 126
As visualizações dão força 128
Cuide do "lar da sua
vida" _____ 129

4
Emagrecendo com os cinco elementos _____ 131

Perda de peso,
com prazer _____ 132
Trata-se de sua identidade! 132
As armadilhas das dietas 133
A pirâmide Dilts _____ 133
Estabeleça uma meta! __ 139
**Os cinco elementos como
"auxiliares da dieta" ___ 141**
O elemento madeira ____ 141
O elemento fogo _____ 142
O elemento terra _____ 142
O elemento metal _____ 143
O elemento água _____ 144
Prontos para a largada! _ 145

Índice de receitas _____ 146
Índice remissivo _____ 147
Índice de alimentos ____ 152

Os cinco elementos na alimentação equilibrada

Prefácio

A energia da alimentação

A escola chinesa de alimentação é parte importante da Medicina Tradicional Chinesa (MTC) e abrange tanto a alimentação diária como o tratamento de enfermos com dietas especiais.
As escolas de alimentação ocidentais são baseadas num modelo mecânico do homem. À pergunta central: "De que substâncias o homem precisa para viver?", segue-se a recomendação de alimentos que contenham tais substâncias. Porém, mesmo depois de seguirem por muito tempo essas prescrições, muitas pessoas não se sentem bem, nem saudáveis. A visão energética da MTC se opõe à concepção de vida anatômico-física. O ponto principal da MTC reside na ideia de que os órgãos e tecidos estabelecem relações de intercâmbio energético. Os alimentos são avaliados pela forma como conseguem ativar, manter e renovar energias. A alimentação e a respiração são as principais fontes de energia do homem, com as quais ele complementa suas energias vitais inatas. A utilização da energia dos alimentos depende da condição funcional-energética do organismo. O alimento só consegue exercer totalmente seu efeito quando o organismo está em condições de assimilá-lo, separá-lo no que é aproveitável e não aproveitável, transformá-lo e transportá-lo aos órgãos. Por isso, são importantes:
1. a energia existente na alimentação; e
2. a capacidade do organismo de aproveitá-la.
A dietética chinesa leva em conta esses dois fatores, e a alimentação é dirigida de acordo com a constituição pessoal e as forças e fraquezas circunstanciais. Assim, ela se torna preponderantemente individualizada.

Ilse Maria e Jürgen Fahrnow estudam a arte terapêutica e a culinária chinesa há muitos anos, e o resultado é apresentado neste livro – uma introdução orientada para a prática, que oferece estímulo à culinária e à promoção da saúde. Desejo a todos os leitores muita alegria na leitura e imenso prazer na aplicação deste primeiro "conselheiro médico" na arte chinesa da alimentação saudável.

A doutora Walburg Maric-Oehler, Bad Homburg foi a primeira presidente da Associação Alemã de Acupuntura, vice-presidente do Conselho Internacional de Acupuntura e Técnicas Correlatas (ICMART).

Ilse Fahrnow e Jürgen Fahrnow

Uma palavra introdutória

Nosso primeiro contato com a alimentação dos cinco elementos foi há vários anos. Na época, queríamos experimentar, com grande entusiasmo e curiosidade, algumas dicas dessa escola. Dois aspectos nos pareceram especialmente interessantes:
- De imediato, com esses alimentos nos sentimos bem melhor e mais energizados.
- Já praticávamos, instintivamente, algumas dessas dicas de alimentação, e tivemos a confirmação de sua eficácia.

Partilhamos essas primeiras experiências com os pacientes de nossa clínica, e o quadro assumiu diversas vertentes. Novas descobertas e experiências vieram se somar às primeiras, e sempre obtínhamos novas confirmações das prescrições dessa escola milenar chinesa. Na formação de médicos acupunturistas e em nossos seminários para leigos criou-se um estimulante debate sobre o tema dos "Cinco Elementos".

Dos numerosos participantes de cursos e pacientes surgiu, nos últimos anos, sempre com mais frequência, a demanda por um livro que compilasse todas as nossas experiências. Como complementação aos livros existentes sobre o assunto, eles nos pediram duas coisas: a possibilidade de uma rápida avaliação da distribuição pessoal da energia no que se refere aos cinco elementos, assim como receitas e estímulos para a integração dessa alimentação ao nosso dia a dia. Pela concretização da resposta a essas demandas, agradecemos a todos os que, com seu interesse, nos estimularam a escrever. Agradecemos também carinhosamente aos leitores e às leitoras que nos acompanharam e orientaram em nosso caminho: a dra. Ruth Schmitz-Harbauer e o dr. Jochen Gleditsch, presidentes de honra da Associação Médica Alemã de Acupuntura (DÄGFA), que estabeleceram as adaptações da visão de vida e de terapêutica tradicional chinesas. Suas indicações transmitem uma profunda compreensão da unidade de corpo, alma e espírito. A dra. Walburg Maric-Oehler, sua sucessora na presidência, presenteou-nos com

Nota:
No Brasil, alguns profissionais utilizam a expressão "cinco movimentos" em vez de "cinco elementos", tradução mais precisa para "Wu Hsing", em chinês. Transmite uma ideia de constante interação entre os elementos da natureza, lembrando o conceito de Yin e Yang, base do pensamento na Medicina Tradicional Chinesa. Lembrar que cada movimento forma a representação da nossa consciência, e os cinco movimentos significam cinco possibilidades de ruptura da consciência, que levam, assim, ao processo de adoecimento.

dra. Gislaine Cristina Abe
Clínica do dr. Jou Eel Jia

Os cinco elementos na alimentação equilibrada

um tesouro muito criativo de analogias. Além da unidade corpo/alma, ela defende também a interligação da medicina oriental com a ocidental. Barbara Temelie, pioneira da alimentação dos cinco elementos, foi uma das primeiras a escrever sobre o assunto. Em seu estilo bem-humorado e pessoal ela nos treinou em muitos cursos. Os doutores Stefan Kirchhoff, Roland Dobler e Fritz Friedl nos estimularam a repensar constantemente o conceito. A eles e a todos os outros colegas docentes da Associação agradecemos a frutífera colaboração.

O refinamento da gastronomia moderna e a variedade harmoniosa de uma refeição alegre para o corpo, a alma e o espírito devemos ao dr. Robert Eijkelboom, a quem agradecemos afetuosamente. Ele soma uma sólida formação em culinária de ponta ao condicionamento sensível de todos os sentidos, transformando sua prática em filosofia.

Nossa avó Maria Herber nos contou que cozinhar segundo pontos de vista energéticos não é uma invenção exclusivamente chinesa. Ela costumava refogar os alimentos por muito tempo em temperaturas baixas, e servia-nos suculentos assados. Ela sabia que as comidas azedas nos alegram e as amargas ajudam o coração. Sempre preparava um caldo longamente cozido no fogo e apimentava os alimentos antes de acrescentar sal, como previsto pela culinária segundo o ciclo dos cinco elementos. Christina Gattys, nossa agente, forneceu-nos a orientação decisiva sobre a forma de produzir um livro que fosse atraente à leitura. Agradecemos à editora Gräfe und Unze, em especial a Ilona Daiker e Gerlinde Wiesner, a clareza e a competência durante todas as conversas, e a dedicação ao colocar nossas ideias de forma adequada.

Com uma afetuosa gratidão a todos os aqui mencionados e também aos amigos e às amigas da filosofia dos cinco elementos não citados nominalmente, convidamos você, caro leitor, a fazer sua própria viagem de descoberta ao reino desses prazeres tão saudáveis. Desejamos a todos muita alegria e satisfação nas experiências sensoriais e ficaremos igualmente contentes em ter notícias de suas experiências com a culinária dos cinco elementos.

A doutora Ilse Maria Fahrnow é médica e docente de MTC, homeopatia e terapias naturais.

Jürgen Fahrnow é consultor de MTC e dietética, cozinheiro, *maître* e *sommelier*.

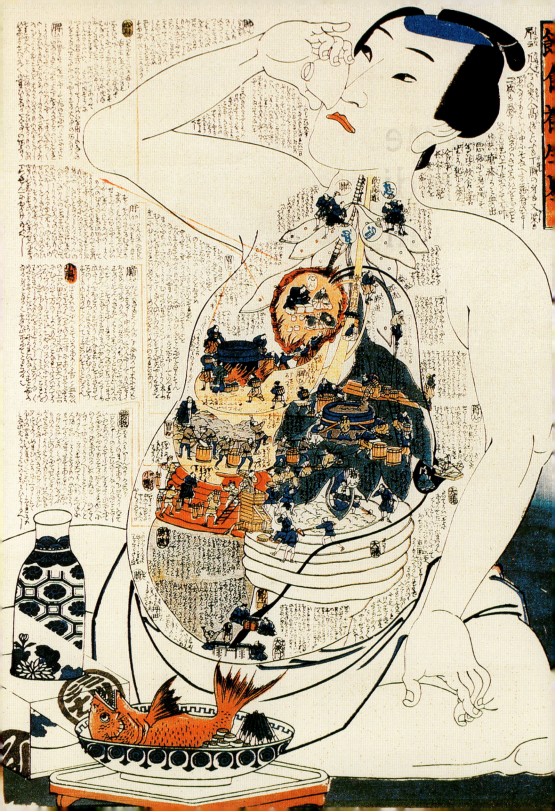

1
A Medicina Tradicional Chinesa

Os médicos excepcionais
previnem doenças.
Os médicos medianos curam
doenças que ainda não se
manifestaram.
Os médicos medíocres tratam
de doenças já manifestadas.

(Chinesisches Sprichwort, 2000 v. Chr.)

Ilse Fahrnow e Jürgen Fahrnow

O que nos alimenta

A alimentação é a necessidade existencial de todo ser vivo e, além disso, é capaz de dar prazer. Superada a fase da simples luta pela sobrevivência, o homem começa a se preocupar com a qualidade dos alimentos e sua preparação. Surge uma cultura da alimentação, tão individual quanto a cultura espiritual de um país.

A cultura chinesa da alimentação

A dois países se atribuem a mestria no desenvolvimento de refinamentos especiais no preparo dos alimentos: a França e a China. Enquanto a cultura alimentar francesa, uma arte relativamente nova, só se desenvolveu a partir do absolutismo, encontramos na China documentos milenares sobre uma escola de alimentação inserta num contexto filosófico mais amplo e muito benéfica para todas as pessoas. Os chineses já estudavam os efeitos dos diversos alimentos, quer fossem eles para os ricos ou não; davam e dão importância a uma alimentação saborosa e sadia, proporcionando alegria para o corpo, para alma e para o espírito, num clima de descontração.

O fogo aberto no meio da casa é o centro da reunião. A composição estética dos pratos deve alegrar os olhos e o coração. Os sabores compostos artisticamente devem estimular os sentidos e o paladar; a energia dos alimentos deve manter o equilíbrio entre corpo, alma e espírito. Na mesa das refeições abrem-se novos horizontes, ou seja, predominam a descontração e o intercâmbio.

A experiência de que a alimentação não só contém a vida, mas também produz efeitos específicos, está profundamente enraizada na consciência chinesa.

O que é bom para a jovem mulher que acabou de dar à luz? Do que precisa o velho homem que, depois de uma longa vida, olha para trás e lentamente se despede do mundo? O que alimenta a pequena filha que está de cama com febre alta? Que tipo de alimento combina com cada estação do ano?

"A comida é o céu para o povo", diz um antigo ditado chinês.

Os cinco elementos na alimentação equilibrada

A filosofia dos cinco elementos

Ainda hoje a maioria das pessoas na China sabe – em parte sem conseguir explicar – qual a alimentação mais adequada a elas e quando deve ingeri-la. A fundamentação para essa arte da composição harmônica reside na filosofia dos cinco elementos e respectivos efeitos mútuos. A alimentação é um dos muitos aspectos da vida que encontram abrigo nessa filosofia. Os cinco elementos formam, por assim dizer, um cosmo. Em todos os processos da natureza, no corpo humano, nas estruturas políticas, nas relações entre diversos níveis do ser, enfim, em todos os campos, o modelo dos cinco elementos possibilita numerosas descobertas e fornece muitas sugestões para a solução de problemas. Enquanto a dietética ocidental apresenta análises cada vez mais detalhadas das partes componentes dos alimentos, contando calorias, medindo a quantidade de vitaminas e minerais, e determinando porções diárias, a escola dos cinco elementos concentra-se quase exclusivamente numa única questão: que tipo de energia é fornecida por esse alimento? Que regiões do corpo ela auxilia? Tal ponto de vista com ênfase na energia está na base de todos os campos da Medicina Tradicional Chinesa (MTC). Com a agulha da acupuntura, a energia é estimulada e regularizada. Com os exercícios físicos do Qi Gong, o homem "trabalha" sua energia vital. Os massagistas e os fitoterapeutas estimulam a energia vital, e com a energia das mãos ou das plantas dissolvem os bloqueios no organismo. Tudo isso ocorre num cenário de um conceito especial de saúde e doença, de "ordem" e "desordem". Na filosofia dos cinco elementos são consideradas cinco qualidades básicas num círculo de regras. O inter-relacionamento entre elas e as diversas formas de manifestação do mundo observável tornam esse modelo aberto e dinâmico. Tudo está relacionado com todas as coisas e tudo se influencia mutuamente.

A alimentação segundo os cinco elementos

Para descobrir a alimentação mais adequada a uma pessoa, em dado momento, deve-se analisar primeiro a sua constituição. Portanto, a pergunta deve ser: que grau de ordem ou desordem, isto é, que medida de equilíbrio

Diferentemente dos modelos ocidentais de medicina e biologia, a filosofia dos cinco elementos trata principalmente da força e da energia de todas as formas manifestadas no mundo observável.

II

Ilse Fahrnow e Jürgen Fahrnow

energético essa pessoa apresenta nesse momento? Com base num diagnóstico sólido decide-se como a harmonia energética pode ser restaurada de forma fácil e rápida. Os cinco elementos correspondem, no nível físico, a cinco grandes âmbitos de órgãos. Uma boa saúde pressupõe que cada órgão possua uma energia equilibrada, harmônica, com a qual, além de funcionar bem, ele também possa influenciar os outros órgãos, auxiliando-os.

A doença se manifesta quando um órgão apresenta uma carência ou um acúmulo de energia. Todos os âmbitos da MTC – da acupuntura, passando pela fitoterapia, até a alimentação – visam à promoção de um equilíbrio de energia. Uma terapia funciona melhor quando são combinados diversos métodos. As pessoas enfermas deveriam, portanto, consultar um especialista em MTC para realizar um diagnóstico preciso (segundo conceitos ocidentais e tradicionais chineses!) e, em seguida, desenvolver o melhor plano terapêutico individual.

Os médicos nutricionistas sempre foram muito respeitados na China porque a orientação para uma alimentação correta ajuda a prevenir doenças.

O modelo dos cinco elementos

Uma alimentação bem selecionada e corretamente preparada é, sem dúvida, a base de nossa vida.
Mas não se pode lidar com a complexidade do "ser" humano considerando-se apenas esse aspecto. O modelo dos cinco elementos relaciona os âmbitos do "ser" aos elementos. Órgãos do corpo e dos sentidos, sentimentos, sabores, estações do ano, condições climáticas, pontos cardeais – só mediante a consideração dos diversos níveis de nosso organismo e de nosso meio ambiente conseguimos alcançar nossa harmonia interior que, no jogo de intercâmbio das relações humanas, torna possível uma vida feliz e saudável. Corpo, alma e espírito precisam de "alimentação" adequada para encontrar o caminho equilibrado que leva ao centro do ser. Neste livro pretendemos mostrar-lhe como alcançar a saúde e a felicidade em todos os níveis do ser.

Os cinco elementos na alimentação equilibrada

Fundamentos da MTC

Qi, Tao, Yin e Yang – é provável que você já tenha ouvido falar desses conceitos da Medicina Tradicional Chinesa ou de um de seus métodos de tratamento. Vamos explicá-los de maneira sucinta.

A força vital Qi

A palavra chinesa Qi pode ser relacionada com nossa ideia moderna de energia. O conceito Qi surge em diversas combinações: "Qi Gong", por exemplo, significa algo como "trabalho no Qi" e consiste em exercícios, nos quais o Qi é reforçado com movimentos, técnicas de respiração e visualizações. O Qi só pode ser traduzido de forma aproximada. Representa a força criadora, a força vital, que existe como centelha carregada de energia, no encontro das forças polarizadas Yin e Yang, as energias opostas de tudo o que vive.

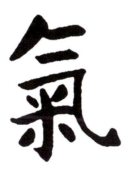

O Qi mantém o Universo em movimento, faz os elementos dançarem uns com os outros e flui pelo nosso corpo. Nós o sentimos, por exemplo, quando estamos sentados junto à lareira quentinha, como uma espécie de comichão agradável em nosso corpo. Os médicos acupunturistas estimulam o Qi para que ele flua harmonicamente pelos canais (meridianos) de nosso corpo. A dor sinaliza uma estagnação do fluxo harmônico do Qi, e com a ajuda das agulhas da acupuntura essa estagnação é dissolvida.

DICA

Se você quiser proteger sua saúde e sua força vital (Qi), poderá realizar, com a ajuda de pequenos testes apresentados nos próximos capítulos, uma autoavaliação que lhe dará informações sobre a distribuição de energia em seus elementos.

Ilse Fahrnow e Jürgen Fahrnow

DICA

Assimile o Qi, a força vital, ao se alimentar consciente e equilibradamente – com a ajuda dos ensinamentos dos cinco elementos.

Um presente valioso

Este é o mistério da vida: na união da célula do óvulo e do sêmen surge a centelha que, de forma dinâmica, leva ao desenvolvimento do ser. Numa velocidade inacreditável as células se dividem e, poucos dias depois dessa "explosão primordial", totalmente pessoal, as formas começam a surgir e desenvolve-se um novo ser vivo. Com a dinâmica do Qi, a força vital da herança familiar, desenvolve-se o indivíduo que ainda não nasceu. Segundo a escola chinesa, no momento da nossa concepção recebemos determinada quantidade de Qi como presente da vida, da criação. Essa valiosa herança energética é armazenada em nossos rins. Quando adultos, nós mesmos concebemos novas vidas; então, segundo o ponto de vista chinês, passamos adiante essa "energia dos rins". De geração a geração, o Qi continua fluindo por intermédio dos novos ciclos de vida.

Essa energia herdada, armazenada nos nossos rins, é um potencial de força que precisa ser protegido e cuidadosamente administrado ao longo de toda a nossa existência. Em cada dia de nossa vida gastamos uma pequena quantidade dela – até que, com o passar do tempo, ela vai se tornando cada vez menor e um dia se esgota. Mas temos duas possibilidades de recuperá-la: pela respiração e pela alimentação podemos substituir o Qi que já foi gasto. O ar limpo, não poluído por substâncias nocivas, assim como uma alimentação equilibrada e sadia podem recuperar o Qi – e com isso também prolongar nossa vida!

Exercícios de respiração, massagens e exercícios do Qi-Gong promovem a absorção do Qi e o fortalecem. Assim, cada pessoa tem a possibilidade de influenciar beneficamente sua saúde. Talvez você já tenha visto alguma vez imagens da China em que milhares de pessoas nos parques, ao amanhecer, realizam seus exercícios. Transforme você também esse "treinamento" num ritual diário!

E se, além disso tudo, você também preparar seus alimentos de acordo com os ensinamentos dos cinco elementos, poderá aumentar sensivelmente seu Qi em todos os órgãos e círculos funcionais (= elementos) de seu corpo. Uma refeição energeticamente equilibrada pode deixá-lo em forma e satisfeito, e nutre seus órgãos tanto quanto suas emoções.

Os cinco elementos na alimentação equilibrada

Yin e Yang – as forças polarizadas

Todas as coisas têm dois lados – todo ser vivo é constituído de forças polarizadas. Assim como a união da célula do óvulo e a do sêmen cria uma vida nova, o constante jogo interativo das forças opostas Yin e Yang produz a colorida diversidade das formas vivas do ser.

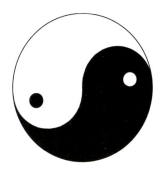

Yin e Yang – Elementos construtivos básicos de todo ser vivo

O símbolo do Yin e do Yang é frequentemente copiado e utilizado. Na filosofia do taoismo (séc. VI a.C.), a grande força criadora é chamada de Tao. O princípio cósmico do Tao é o indizível, não expresso pela palavra, que atua por trás de todas as coisas visíveis. Quando essa força se torna ativa, criadora e atua no mundo, ela se divide nas forças polarizadas Yin e Yang. No encontro do Yin com o Yang surge uma nova vida: começa o ciclo criador, pois a nova vida também possui as mesmas características polarizadas.

> *O caminho (o Tao) criou a unidade*
> *A unidade criou a dualidade*
> *A dualidade criou a trindade*
> *A trindade criou os dez mil seres*
> *Os dez mil seres*
> *carregam o escuro Yin nas costas*
> *o claro Yang nos braços*
> *A respiração (Qi) do vazio produz a sua sintonia.*
> *Tao te King* (verso 42)

!

Céu e Terra, em cima e embaixo, fora e dentro, dia e noite... Os opostos que nos rodeiam, e que também estão dentro de nós, marcam nossa vida do primeiro ao último dia na Terra.

Ilse Fahrnow e Jürgen Fahrnow

Todas as manifestações do mundo contêm uma parte de Yin e uma parte de Yang. Estas podem ser divididas novamente em Yin e em Yang, até finalmente chegarem às menores unidades polarizadas. Na visão tradicional, Yin corresponde ao princípio material ou da estrutura, e Yang ao da energia ou espiritual. A transposição do princípio espiritual ao material é descrito em todas as escolas de sabedoria das grandes culturas ("E o verbo se fez carne" é o que diz a tradição cristã). A física moderna descreve esses mesmos fenômenos com outras palavras. São descobertos pedacinhos polarizados cada vez menores, que se atraem mutuamente, formando os elementos construtivos da matéria. Albert Einstein descobriu que a matéria e a energia são basicamente uma coisa só, e apenas suas manifestações mudam. Exprimindo isso de outra maneira: o modo como vejo as coisas depende de como as observo. O Yin e o Yang também se condicionam mutuamente e se sobrepõem.

Yin e Yang — Frio e quente

Os textos clássicos chineses comparam a força do Yin e do Yang a uma montanha que tem uma parte na sombra e a outra no sol. A parte da montanha que está na sombra é fria,

> No verão, num dia bem quente, coma uma fatia de melão e perceba seu agradável efeito refrescante (Yin). Ou experimente um pimentão bem temperado; ele vai provocar vermelhidão em suas faces e convencê-lo de suas características quentes (Yang). Ao entender como o Yin e o Yang se distribuem em você, e com a ajuda da alimentação, você conseguirá produzir um equilíbrio harmonioso em seu corpo.

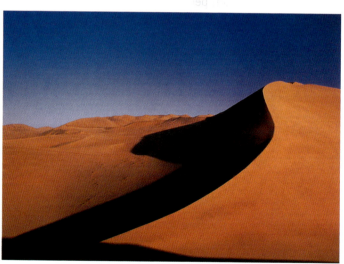

Sombra e luz refletem o princípio do Yin e do Yang.

Os cinco elementos na alimentação equilibrada

úmida e escura, e pertence ao Yin. A parte que está no sol é quente, seca e clara, e pertence ao Yang.

Correspondências Yin e Yang

Yin	Yang
frio	quente
úmido	seco
escuro	claro
material	energético
interno	fora
parte anterior do corpo	parte posterior do corpo
órgãos de armazenagem	órgãos ocos
(fígado, coração, baço,	(vesícula, estômago,
pâncreas, pulmão, intestino	bexiga)
delgado e grosso, rins)	
passivo	ativo
Terra	céu
embaixo	em cima

Fonte de vitalidade: o eterno jogo das forças polarizadas cria dinamismo. Ser saudável significa manter o Yin e o Yang equilibrados.

As pessoas que sentem frio com frequência e têm uma grande necessidade de calor estão, energeticamente, na condição Yin – anseiam pelo lado solar da vida, gostam de passar férias em países quentes e se sentem bem em locais de clima seco. Por outro lado, pessoas calorentas são predominantemente Yang – sentem-se bem num local à sombra e com umidade refrescante. As doenças que provocam grande sensação de calor demonstram um excesso de Yang. Por outro lado, o suor frio revela um grau elevado de Yin (frio e umidade).

Alimentos úmidos, refrescantes, dão ao nosso corpo a necessária energia Yin, enquanto alimentos secos, que esquentam, nos fornecem a energia Yang. As pessoas que sentem muito frio e em geral estão cansadas precisam de mais Yang na alimentação. E as pessoas de natureza calorenta, que tendem à hiperatividade, podem se refrescar com uma alimentação predominantemente Yin. Cada alimento exerce determinado efeito no corpo. Que tal testar? Como você se sente após uma refeição? Refrescado e friorento? Então é porque esta possuía a característica Yin.

Ilse Fahrnow e Jürgen Fahrnow

Se, ao contrário, você se sentir aquecido e com a circulação sanguínea estimulada, então a comida lhe forneceu energia Yang. Mediante a preparação dos alimentos, aquecendo e secando, ou esfriando e umedecendo uma comida, podemos influenciar o conteúdo de Yin e de Yang em nossa refeição. A seguir você vai saber qual energia deverá ser reforçada em você, e como fazer isso.

Teste de autoavaliação

Você é um tipo Yin, Yang, ou é energeticamente equilibrado? A sua energia poderá ser regulada por meio do planejamento do cardápio. O pôster que acompanha este livro pode lhe mostrar se um alimento reforça seu Yin ou seu Yang. A meta é levar o Yin e o Yang a um equilíbrio harmônico. Anote cada letra da opção que se adequa ao seu estado atual.

Onde se localiza seu ponto forte energético? No Yin ou no Yang? Caso você descubra um desequilíbrio, poderá revertê-lo mediante a alimentação dos cinco elementos.

Sou um tipo Yin ou Yang?

- Sinto muito calor e transpiro bastante. — A
- Quando sinto dores, a pressão no local é desagradável. — A
- Sinto frio facilmente e preciso sempre de um agasalho a mais. — I
- A dor que sinto é como uma sensação pulsante. — A
- Nas dores a pressão me traz alívio. — I
- Costumo falar alto e com vigor. — A
- Mesmo após dormir muito ainda me sinto cansado. — I
- Os amigos dizem que sou calorento. — A
- Minha tendência é ter pele e mucosas secas. — A
- Minha tendência é ter inchaços e congestões nas pernas e nos pés. — I
- Quando transpiro muito, sinto frio. — I
- Em geral sinto-me exaurido e esgotado. — I
- Adoro esportes e preciso de movimento. — A
- Em mim as doenças começam insidiosamente e costumam prolongar-se. — I

Avaliação

Cada letra A corresponde a um ponto em seu lado Yang, e cada I a um ponto em seu lado Yin. Yin ou Yang – de que lado se situa seu ponto forte?

A seguir, você saberá como reforçar seu Yin ou seu Yang mediante a preparação dos alimentos. O resultado de seu teste – tipo Yin ou tipo Yang – vai mudar depois de pouco tempo de uso de um planejamento alimentar equilibrado e se estabilizará. Uma vez alcançado o equilíbrio, você poderá voltar a comer de tudo. Se houver de novo uma tendência mais para um lado do que para outro, devido a fatores internos ou externos, então vale a pena regular seu equilíbrio novamente com a ajuda do planejamento de seu cardápio diário.

Por causa da sua constituição física pessoal e de seu histórico de vida, muitas pessoas tendem a permanecer em um ou outro lado por longos períodos. Por exemplo, uma doença crônica ou de maior duração muitas vezes traz consigo um excesso de Yin. Escolha uma alimentação que mantenha seu equilíbrio energético. Você poderá identificar isso por meio de uma temperatura corporal agradavelmente aquecida e um relaxamento consciente. Siga as recomendações alimentares a seguir, para os tipos Yin ou Yang, por períodos mais longos, caso seja necessário.

"Como você poderá ajudar os outros sem se conhecer? Arrume primeiro sua própria casa antes de fazer qualquer comentário sobre os outros."

Ramana Maharshi

Dicas de saúde para o tipo Yin

Como tipo Yin, você:
- Sofre frequentemente de sensações de frio, como mãos e pés frios.
- Prefere clima e estações do ano mais quentes.
- Sente-se revigorado depois de uma sopa quente ou de uma xícara de chá.
- Sofre – principalmente se for mulher – de peso nas pernas e nos pés congestionados.
- Sente-se geralmente cansado, desanimado, mole, como se não tivesse dormido direito.

Um planejamento alimentar com ênfase no Yang vai ajudá-lo a mudar, em poucos dias, seu constante estado de predominância do Yin. O que fazer:

Ilse Fahrnow e Jürgen Fahrnow

Seu corpo faz um trabalho pesado quando precisa aquecer o alimento cru em cerca de 17°C — não é de se admirar que, depois disso, você se sinta cansado!

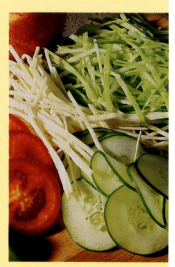

Corte as verduras em tiras ou em fatias finas antes de consumi-las.

Prefira alimentos cozidos

Tudo o que é cru exige de nosso organismo um grande dispêndio de calor para a digestão. Frutas e verduras cruas, em temperatura ambiente (cerca de 20°C) precisam, inicialmente, ser aquecidas pelo corpo até a "temperatura de processamento" (37°C) para que ele tenha acesso aos valiosos conteúdos nutrientes. Para facilitar esse trabalho ao corpo, refogue um pouco as frutas e as verduras antes de consumi--las, e torre um pouco os grãos, por alguns minutos, sem gordura, antes de cozinhá-los; seu corpo lhe agradecerá o trabalho preliminar acelerando a atividade e produzindo mais calor e bem-estar. Os fãs de comidas cruas poderão refogar seus alimentos na frigideira, com um pouco de manteiga, por cerca de três a quatro minutos, em fogo médio. Assim a maior parte dos nutrientes valiosos do vegetal é conservada. Ao mesmo tempo, por meio do aquecimento você estará ajudando o trabalho de seu corpo.

Quanto mais quente estiver o clima lá fora, melhor você vai tolerar, como tipo Yin, uma fruta crua ou uma salada. O clima quente desvia nossa distribuição energética para o lado Yang. Muitas pessoas de latitudes europeias comem instintivamente – e também devido à oferta sazonal – frutas frescas no verão e compotas no inverno. Do ponto de vista dos ensinamentos dos cinco elementos, você se beneficiará com isso. Seu corpo indicará o caminho e você poderá segui-lo.

Corte seu alimento em pedacinhos antes de prepará-lo

Para processar um pedaço grande (ou mal mastigado) de verdura ou de carne, seu corpo precisa produzir uma grande quantidade de substâncias auxiliares. Sucos digestivos, enzimas, combinações químicas especiais como a insulina começam a trabalhar para fragmentar os pedaços de comida. É maravilhoso que nosso corpo consiga fazer tudo isso – mas o esforço exige muita energia. O consumo de alimentos que não foram picados previamente provoca cansaço e esgotamento, por causa do elevado dispêndio de energia. Ajude seu corpo, cortando as verduras em cubos ou em fatias e refogando-as ligeiramente antes de consumi-las.

Os cinco elementos na alimentação equilibrada

Beba regularmente uma xícara de caldo quente

Na Alemanha o caldo quente também é uma alimentação adequada para os enfermos e convalescentes. Do ponto de vista dos chineses, um caldo que é cozido por muito tempo armazena todo o calor que lhe foi transmitido durante o cozimento. Portanto, ele contém bastante energia Yang e, com isso, compensa o excesso de Yin.

Beba bastante água fervida

A água é o elixir vital do homem. Muitos males melhoram naturalmente mediante uma grande ingestão de água (por exemplo, a secura da pele e das mucosas, a prisão de ventre, o cansaço, a falta de concentração, as dores de cabeça). Nosso corpo precisa muito de água para o funcionamento harmonioso dos nervos e a purificação das células. Estamos falando de água fresca e pura, sem conteúdos minerais. Se você não tiver esse tipo de água disponível, beba água fervida, um costume cotidiano na China. Depois de cerca de 15 minutos forma-se no fundo da panela um pó branco, que são os compostos calcários. Então, a água passa a ter um gosto adocicado, reanimando e aquecendo nosso corpo.

Os tipos Yin deveriam beber muita água quente fervida ao longo do dia, diretamente da garrafa térmica. Todas as outras pessoas podem bebê-la fria. Como tipo Yin você se beneficiará visivelmente com a água quente, fervida; ao tomá-la regularmente sentirá um agradável calor corporal, melhor capacidade de concentração e boa forma física. O cansaço e o esgotamento desaparecerão. Uma vez que a água ativa a circulação da força vital Qi, ela também estimula seu organismo a eliminar líquidos estagnados nos tecidos.

Para uma boa provisão de líquidos em seu corpo beba cerca de dois a três litros de água diariamente. Nesse caso, as exceções cabem aos doentes renais graves, que deverão seguir as recomendações médicas.

Seja cauteloso com o café, o chá e o álcool, pois essas substâncias estimulam o fluxo urinário, agindo assim sobre o corpo, desidratando-o, em vez de nutri-lo!

Veja o que dizem os grandes chefs de cozinha na hora de preparar um bom caldo: "triture cascas, folhas e talos de legumes, limpos e lavados, ossos de carne assada, espinhas de peixes etc. Adicione água e cozinhe em fogo médio". O caldo assim produzido fornece ao organismo valiosas energias Yang. Os cozinheiros também os usam como base para molhos.

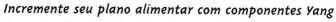

Incremente seu plano alimentar com componentes Yang

Como tipo Yin, você fortalecerá sua saúde se comer alimentos com predominância Yang. Com o resultado do teste do Capítulo 2 em mãos, verifique quais de seus elementos apresentam carência de energia. Escolha para esse elemento um alimento classificado como Yang: morno e (um pouco) quente. Coma o quanto quiser dos alimentos neutros, da coluna do meio, e evite os alimentos classificados como Yin, que são frios e gelados (o pôster anexo poderá ajudá-lo em sua escolha).

Ainda assim, se você quiser comer os alimentos classificados como Yin, poderá incrementá-los com componentes Yang. Tudo o que tira umidade do alimento e lhe confere calor – engrossar ou secar, fritar ligeiramente, refogar, cozer, grelhar – é adequado nesse caso.

Dicas de saúde para o tipo Yang

Como tipo Yang, você:
- Sente calor facilmente.
- Prefere climas frios e estações do ano mais frias.
- Gosta de pratos frios e gelados e bebidas refrescantes.
- Às vezes reprime sentimentos fortes de tal forma que chega a se sentir sobrecarregado fisicamente.

Seu excesso de Yang pode ser equilibrado em pouco tempo por intermédio de alimentos com predomínio de Yin. Isso poderá ser feito como descrito a seguir:

Preste atenção nos líquidos ao fazer o planejamento alimentar

Os alimentos cozidos deverão conter partes líquidas e permanecer o menor tempo possível no fogo. Frutas e verduras possuem muita umidade natural, que se mantém quando refogadas por pouco tempo. As partes mais secas dos alimentos podem fornecer mais energia Yin pela adição de caldos ou de água. Pratos únicos (combinação de diversos alimentos) com curto tempo de cozimento promovem a energia Yang. Pedacinhos crocantes ou talos de verduras ligeiramente refogados tornam a composição mais refrescante.

A preferência por bebidas refrescantes caracteriza o tipo Yang.

Os cinco elementos na alimentação equilibrada

Peixe é mais aconselhável que carne

A ingestão de carne consome muita energia quente Yang. Como tipo Yang, você deveria escolher preferencialmente um pedaço de peixe, como fonte de albumina, em vez de carne de boi, de porco ou outras. Se você refogar o peixe em um pouco de líquido (por exemplo, caldo de peixe), estará acrescentando componentes de Yin. Consuma raramente comidas grelhadas ou fritas, e combine-as sempre com muitos complementos líquidos e refrescantes. Algumas frutas frescas (por exemplo, melão) ou uma travessa de verduras frescas completam o conteúdo Yang de seu prato com o necessário teor de Yin. Ou ainda você pode preferir um refrescante sorvete de frutas, talvez em combinação com algumas ervas refrescantes, ou com uma folhinha de hortelã? Assim você estará acrescentando bastante energia Yin para complementar sua refeição.

Use ervas e condimentos como auxiliares do equilíbrio

Ervas refrescantes como a hortelã podem "esfriar" alimentos "quentes". O sabor picante distribui as energias e dissolve os bloqueios no organismo. Portanto, se você sentir um acúmulo de calor, um pouco de sabor picante pode promover a sua distribuição e o relaxamento. Um componente refrescante colhido no canteiro de ervas (ver a tabela de nutrientes no final do livro e no pôster) produz equilíbrio e bem-estar.

Um lembrete para afixar em sua cozinha:

Tipo Yin:
- **tempos mais longos de cozimento**
- **alimentos cozidos**
- **alimentos picados**
- **caldos quentes, água quente**

Tipo Yang:
- **tempos mais curtos de cozimento — refogados**
- **muito líquido**
- **frutas e verduras cruas**
- **bastante peixe**
- **ervas e condimentos refrescantes**
- **poucos estimulantes**

Ilse Fahrnow e Jürgen Fahrnow

Seja ponderado com os "estimulantes"

Infelizmente todos os estimulantes (café, chá, álcool, tabaco) pertencem ao Yang e têm efeito desidratante. Como tipo Yang, você deveria reduzir a quantidade dessas substâncias e, além disso, tomar muita água (água fervida – ver "Dicas de saúde para o tipo Yin", à p. 21). Ao contrário do que acontece com o tipo Yin, a água fria, talvez até gelada, seja melhor para você. Vinhos brancos secos e leves têm teor alcoólico reduzido e seu efeito é refrescante. Com isso, você dissolve as energias bloqueadas no organismo e ajuda a liberar os acúmulos. Para completar o cardápio, equilibre o seu Yang. De acordo com o sexo, a constituição e o peso, o corpo humano tem boas condições de processar o álcool. A recomendação média para o consumo diário de vinho, de teor alcoólico médio (10%), situa-se em cerca de 0,4 litro para homens e 0,3 litro para mulheres. Mas preste atenção também nas suas sensações físicas; elas vão lhe dizer qual a quantidade de álcool que você é capaz de tolerar.

Incremente seu plano alimentar com componentes Yin

Como tipo Yang, você precisa de uma alimentação com predominância Yin para alcançar o equilíbrio. Use o teste do Capítulo 2 para saber qual de seus elementos mostra excesso ou bloqueio de energia, e escolha para esse elemento a alimentação classificada como Yin: fresco e frio. Coma o quanto quiser dos alimentos da coluna do meio, neutra, e evite os alimentos classificados como Yang, que são mornos e quentes. Mas, se tiver vontade de comer alimentos classificados como Yang, tente incrementá-los com componentes Yin; tudo o que umedece e resfria os alimentos – refogar ligeiramente e cozinhar em fogo médio, acrescentar líquidos, como sucos e molhos – produz equilíbrio. Muitos pratos que na Alemanha são consumidos quentes são servidos mornos em países de clima mais quente. Assim, o Yang climaticamente predominante é reduzido de acordo com a refeição. Como tipo Yang, você pode deixar sua comida esfriar um pouco antes de consumi-la.

Cada xícara de café ou de chá-preto e cada copo de cerveja ou vinho precisam ser compensados com o dobro dessa quantidade de água para evitar a desidratação.

Os cinco elementos na alimentação equilibrada

Os cinco elementos – o modelo vivo de um mundo interligado

Madeira, fogo, terra, metal e água – todas as manifestações do nosso mundo formam uma composição de cinco características específicas. Há muitos séculos, os sábios da antiga China tentavam descrever o mundo perceptível por meio de um modelo. Nele cada elemento forma uma espécie de "gaveta" na qual os seres vivos, os objetos e as manifestações do mundo visível, com as características do respectivo elemento, têm o seu lugar (ver tabela à p. 29). Os elementos se influenciam mutuamente e são ligados entre si por um jogo permanente de interatividade.

O modelo dos cinco elementos também reflete o desenvolvimento e o crescimento. Na política, na história evolutiva do homem, na observação das estações do ano, na arte ou na terapêutica, em todos os campos existem processos rítmicos que se repetem a intervalos. O objetivo do modelo dos cinco elementos é aprender com as repetições e encontrar a correspondência:

"Existe um mundo invisível que permeia o visível."

Gustav Meyrinck

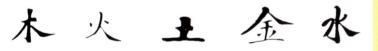

"Em cima e embaixo", "dentro e fora" – semelhanças e diferenças descrevem o homem como parte do todo cósmico. As interações entre homem e cosmo se refletem no jogo conjunto de seus níveis individuais de ser. Tudo está interligado. Uma observação independente ou isolada é sempre uma ilusão. Essas afirmações básicas do modelo tradicional dos cinco elementos são confirmadas pela visão sistêmica, quer dizer, da interligação, defendida pelas ciências mais modernas.

Ilse Fahrnow e Jürgen Fahrnow

Tudo está interligado

Cientistas já afirmaram que o simples fato de uma borboleta bater as asas pode levar uma nuvem a precipitar uma tempestade. Todas as manifestações e ações estão interconectadas! Nosso corpo e nossa alma reagem às mudanças climáticas, às fases da Lua e até a um terremoto no outro lado do mundo.
No interior de nosso corpo todos os níveis também estão ligados entre si.
Estou deprimido porque estou doente há tanto tempo? Ou fiquei – e estou – doente porque estou deprimido e não sinto alegria de viver? Essa típica pergunta ocidental da causa original de uma doença não é formulada na filosofia chinesa.
Em vez disso, os chineses consideram a simultaneidade de diversas manifestações e agrupam-nas. Uma energia desarmônica no elemento metal pode se expressar, por exemplo, pela tristeza e depressão. Um suspiro nos remete ao órgão relacionado ao elemento metal, o pulmão; a respiração fica tensa e a liberação do ar torna-se difícil, tanto corporal quanto emocionalmente.

Um planejamento alimentar muito especial

Essa visão da vida leva em conta as condições de força e seus inter-relacionamentos. A vida é energia, e os processos vivos produzem condições de equilíbrio dinâmico. O modelo da ideia energética da alimentação não se preocupa com as calorias ou com os nutrientes contidos num alimento, como minerais, gorduras, carboidratos ou albuminas. O que interessa é só o efeito de uma comida; sinto-me aquecido e fortalecido depois da refeição, ou me encontro à mercê da "moleza total"? O cardápio segundo os cinco elementos torna bastante simples para você a manutenção da energia equilibrada. Medir, pesar e contar porções, calcular calorias, pertencem ao passado. O importante é só conhecer a condição térmica e a energia adequada ao seu corpo. Se a sua energia corporal está em ordem, é porque a composição alimentar está equilibrada.

Nosso corpo também possui ligações com a Lua: antigamente, quando não havia luz artificial, as mulheres sempre menstruavam na lua nova.

Os cinco elementos na alimentação equilibrada

O ciclo da alimentação e do controle

Os cinco elementos estão interligados num circuito contínuo. Nesse circuito cada elemento alimenta o seguinte, no sentido horário (o elemento madeira alimenta o elemento fogo; este, por sua vez, alimenta o elemento terra, e assim por diante). Ao mesmo tempo, os elementos se controlam mutuamente.

Esse sistema garante a todos os elementos seu espaço justo, como os membros de uma comunidade harmônica, ligados pelo constante dar e receber, sempre no fluxo e no controle, na imposição de limites, com assistência mútua.

Cada um dos cinco elementos possui, no sistema de ciclos, seu lugar e sua função.

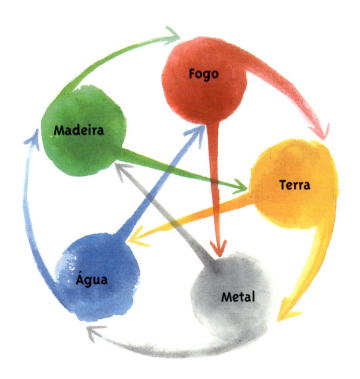

Os cinco elementos se "alimentam" e se controlam mutuamente, zelando por um equilíbrio sadio.

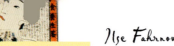

Ilse Fahrnow e Jürgen Fahrnow

> **!**
>
> A MTC descreve o fluxo de energia mediante a regra "mãe/filho": assim como a mãe dá ao filho o alimento com prazer e voluntariamente, cada elemento "alimenta" o seguinte. O fluxo de energia é influenciado pela alimentação segundo os cinco elementos: um elemento fraco é protegido pelo reforço da "mãe" (o elemento precedente), enquanto um elemento muito forte é regulado com a tranquilização do "filho" (o elemento subsequente).

Mas, se um elemento sofre uma carência de energia, e não consegue executar suas tarefas, todos os outros elementos reagem a isso. Se, por exemplo, o elemento metal possui pouca energia, logo o elemento água também sofrerá de falta de energia por não ser suficientemente "alimentado". Ao mesmo tempo, a energia do elemento madeira também vai se acumular, uma vez que o elemento metal não consegue mais refreá-la. Todos os alimentos podem ser relacionados a um elemento, de acordo com seu sabor. Nosso cardápio tem a função de prover cada elemento com energia suficiente. Com a ajuda do estudo da termia dos alimentos também podemos influenciar uma carência ou um acúmulo de energia. O elemento com carência de energia recebe, relativamente, uma nutrição especialmente aquecedora; por outro lado, um elemento com excesso ou acúmulo de energia necessita de resfriamento, por meio do planejamento alimentar.

Os cinco elementos e suas correspondências

Qi, a força vital, assim como as forças polarizadas Yin e Yang, criam, no ciclo dos cinco elementos, o eterno jogo das energias que se influenciam mutuamente. Cada elemento alimenta o seguinte, em sentido horário. E, como a cada elemento também pertence um âmbito corporal e uma emoção, a unidade de corpo e alma é alimentada de forma ideal: toda vez que você acrescenta um elemento à sua comida, sua energia é reforçada em todos os níveis do ser. Cada elemento controla também o imediatamente posterior, no circuito que gira em sentido horário.

Todos os alimentos, conforme seu sabor, têm um elemento correspondente. Além disso, sentimos o aquecimento ou o resfriamento de nosso corpo provocado por determinado alimento. A alimentação nos fornece energia, e a energia corpórea é influenciada pelo grau de energia de um alimento. As regiões do corpo com falta de energia assimilam a alimentação que o aquece, e aquelas com acúmulo de energia precisam de um refresco, ou resfriamento. A energia específica que um alimento nos fornece é chamada de "térmica". Uma divisão dos alimentos segundo os elementos (= sabor) e a termia (= calor, ou grau de energia) poderá ser encontrada no final do livro à p. 152.

Os cinco elementos na alimentação equilibrada

A cada elemento correspondem diversos aspectos do mundo perceptível. Em razão disso, o modelo dos cinco elementos também se chama sistema de correspondências. A cada elemento correspondem, por exemplo:

- um par de órgãos, com um órgão oco e outro de armazenamento e suas respectivas funções;
- um órgão dos sentidos, a assim chamada "abertura" desse elemento;
- um tecido corporal;
- um estado emotivo;
- uma virtude;
- uma estação do ano;
- uma característica climática;
- uma cor;
- um sabor;
- um odor.

A cada elemento corresponde também uma cor, à qual corresponde determinada frequência vibratória. Como equivalência tradicional, a cor nos lembra todas as conexões análogas do modelo dos cinco elementos.

Correspondências importantes dos cinco elementos

	Madeira	Fogo	Terra	Metal	Água
Par de órgãos	fígado e vesícula	coração e intestino delgado	baço e pâncreas	pulmão e intestino grosso	rim e bexiga
Sabor	azedo	amargo	doce	picante	salgado
Órgãos dos sentidos ("aberturas")	olho	língua	boca	nariz	ouvido
Estação do ano	primavera	verão	alto verão/ colheita	outono	inverno
Clima	vento/ar	calor	umidade	secura	frio
Emoção	ira	alegria	preocupação	tristeza	medo
Tecidos corporais	músculos	artérias	tecidos conjuntivos	pele	ossos
Cor	Azul-esverdeado	vermelho	amarelo	branco/ cinza-claro	azul/preto
Odor	rançoso	queimado	aromático	de peixe	de podre
Ponto cardeal	Leste	Sul	Centro	Oeste	Norte
Virtude	bondade	moralidade	confiança	honradez	sabedoria
Forma de expressão	gritar	rir	cantar	chorar	gemer

Ilse Fahrnow e Jürgen Fahrnow

Os alimentos

De acordo com seu sabor, todos os alimentos correspondem a determinado elemento. No entanto, como o sabor é algo muito pessoal, há eventualmente também correspondências diferentes para o mesmo alimento. Alguns, por exemplo, classificam a galinha no elemento metal, mas outros classificam-na no elemento madeira. Animais e plantas têm sabores diferentes, conforme as condições em que se desenvolveram. Uma galinha criada solta poderá produzir ácido lático em seus músculos, pelo fato de ter maior mobilidade, enquanto outra, criada no galinheiro, fica literalmente "azeda" (= elemento madeira) por causa da falta de movimentação, que acarreta uma redução no metabolismo.

O sabor também é subjetivo

A constituição da pessoa que consome o alimento também tem influência na classificação segundo os diversos sabores. A falta de energia no elemento água de uma pessoa provoca maior necessidade de sal, e um prato medianamente salgado parece-lhe insosso, enquanto seu sabor chega a ser agradável para as pessoas que têm o elemento água em equilíbrio. Por isso, aconselho-o a consultar seu próprio paladar; sua avaliação pessoal lhe mostrará o caminho.

Alguns alimentos apresentam dois ou três tipos de sabor ao mesmo tempo. A rúcula, por exemplo, contém um componente levemente azedo e outro amargo. Esses alimentos podem ser classificados segundo diversos elementos (ver "Cozinhe em ciclos", à p. 41). Eles servem também como "ponte" entre dois elementos. A rúcula poderá ser adicionada quando todos os outros ingredientes do elemento madeira já foram para a panela e só falta o acréscimo de um elemento fogo.

Órgãos e elementos

Na tradição chinesa fala-se de elementos, de órgãos ou de circuitos de funções. O conceito "órgão", nesse caso, é muito mais complexo de entender do que no nosso conceito anatômico ocidental. Quando se conversa a respeito de um órgão, um circuito funcional ou um elemento, o médico

O par de órgãos relacionado a cada elemento é auxiliado em suas funções pelo prato de sabor correspondente. De acordo com seu sabor, todo alimento abastece um órgão de energia. Na sequência do ciclo, todos os órgãos se alimentam mutuamente.

Os cinco elementos na alimentação equilibrada

chinês associa a eles todas as correspondências do modelo dos cinco elementos: órgãos dos sentidos, tecidos corporais, estações do ano, características de sabor, cor e assim por diante. Quando se fala do fígado, pode-se estar referindo à primavera, a estação do ano correspondente ao fígado. Todas as correspondências são obtidas associativamente, pela observação.

A cada órgão e seu circuito funcional (por exemplo, o circuito funcional do fígado no elemento madeira) e a cada elemento também corresponde um órgão dos sentidos. Esse órgão dos sentidos "abre" o âmbito corporal-emocional do elemento e conecta essa parte da pessoa com seu meio ambiente. O olho abre o elemento madeira, o ouvido o elemento água etc. (ver tabela à p. 29).

Consequentemente, as constantes enfermidades dos olhos indicam um desequilíbrio energético no elemento madeira; as frequentes afecções nos ouvidos indicam um desequilíbrio no elemento água etc.

Por seu lado, o tecido corporal correspondente a cada elemento é abastecido de energia pelos órgãos (no sentido da MTC). Assim, a energia da alimentação chega primeiro nos pares de órgãos e, em seguida, nos respectivos tecidos corporais. Um exemplo: alimentos azedos abastecem o fígado e a vesícula biliar; estes, por sua vez, alimentam os músculos e os tendões. Nesse caso, também se aplica a ideia inversa: se você sofre de distensões musculares ou tendinites dolorosas (acúmulo de energia no elemento madeira), então vale a pena considerar especialmente o elemento madeira no planejamento diário de suas refeições.

Órgãos e emoções

Do ponto de vista tradicional chinês, os órgãos ou seus circuitos funcionais produzem as emoções. O órgão e sua respectiva emoção são vistos como uma unidade inseparável: quando o fígado está sobrecarregado, a pessoa fica "azeda", irritadiça; quando o pulmão está atacado, surge a tristeza. A tristeza persistente pode danificar o pulmão. O sabor azedo relaxa o fígado e reduz a irritabilidade; o sabor apimentado "consola o pulmão entristecido".

Os cinco "abridores" (= órgãos dos sentidos) e os cinco tecidos do organismo humano ilustram a dinâmica de cada elemento correspondente:
- **Madeira: força tensional, flexibilidade, movimento.**
- **Fogo: comunicação, irradiação, personalidade.**
- **Terra: contato, explicação, integração.**
- **Metal: farejar, perceber, intercambiar.**
- **Água: contenção, confiança, espreita.**

Ilse Fahrnow e Jürgen Fahrnow

A vida como ciclo

Primavera, verão, colheita, outono e inverno – assim como as estações do ano que ajudam o crescimento num ciclo que gira eternamente, nós seres humanos também passamos, ao longo de nossa vida, pelas fases do nascimento, do crescimento, da maturidade e da morte. No caminho de uma crescente maturidade, passamos por vários momentos do "vir a ser" e do "já foi", de reorientação e transformação constantes.

Quando usufruímos adequadamente dos estágios da vida, crescemos de ciclo em ciclo em direção a uma maior complexidade, maturidade e clareza, como um bom vinho que só se revela completamente com o passar dos anos. Hermann Hesse descreveu esses ciclos como etapas da vida, no poema:

Como toda flor murcha e toda juventude
Leva à velhice, toda etapa da vida floresce,
Toda sabedoria e toda virtude floresce em seu devido tempo
E não dura eternamente.
O coração, em todo chamado da vida, deve
Estar pronto para a despedida e para o recomeço,
Para se doar em outras e novas ligações
Com coragem e sem tristezas.
Em todo começo existe uma magia,
Que nos protege e ajuda a viver.

Devemos atravessar, corajosos, os espaços e espaços,
Não nos prender a nenhum, como nos prendemos ao lar.
O espírito do mundo não quer nos prender nem limitar.
Ele quer nos elevar, de degrau em degrau, nos ampliar.
Mal nos habituamos a um ciclo da vida
E nos familiarizamos com ele, a acomodação nos ameaça,
Só quem estiver disposto a partir e a viajar
Poderá evitar o hábito paralisante.
Talvez até mesmo a hora da morte
Possa nos enviar novos espaços.
O chamado da vida para nós nunca termina...
Então vamos, coração, despeça-se e recupere a saúde!

Hermann Hesse, *Stufen* [Etapas]

"Eu vivo minha vida em círculos crescentes, que se estendem sobre as coisas. Talvez não consiga completar o último, mas quero experimentá-lo. Giro em volta de Deus, da antiga torre, e giro durante séculos, sem saber se sou um falcão, uma tormenta ou uma grande canção."

Rainer Maria Rilke

Os cinco elementos na alimentação equilibrada

A velhice

Ao contrário do que ocorre na cultura ocidental, na China as pessoas idosas gozam de muito prestígio. Sua maturidade, sua experiência de vida, sua coragem de se confrontar com a vida são muito valorizadas pelos seus semelhantes. Os jovens gostam muito de ouvir suas narrativas e se orientam pelos valores de suas vidas. Na China é até um elogio dizer: "Você só tem setenta anos de idade? Sua aparência é de no mínimo oitenta anos...". Tente encarar a vida desse ponto de vista. Talvez você também consiga com isso sentir um pouco mais de simpatia por seus semelhantes mais idosos e por seu próprio amadurecimento em direção à "essência dourada" de uma vida plenamente realizada.

"Não é nenhuma arte ficar velho; a verdadeira arte é suportar a velhice."

Johann Wolfgang von Goethe

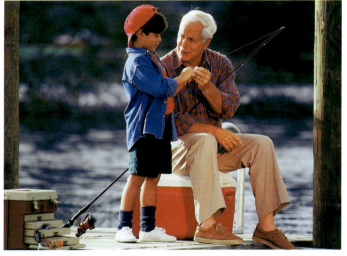

As crianças podem aprender muito com as pessoas mais velhas. E o mesmo acontece com os mais velhos, que também ganham muito no contato com os jovens.

Os elementos e o clima

"Dentro como fora" – insertos nas leis da natureza, nós, seres humanos, estamos entre o céu e a terra. Tanto corporal quanto mental e emocionalmente, reagimos aos ritmos e às

Todas essas reflexões sobre as correspondências dos elementos são consequência de descobertas acerca de experiências associativas e intuitivas. Como uma rede de relações, uma experiência se relaciona à outra. Nosso modo ocidental de entender as coisas muitas vezes assimila isso como ilógico; mas, do ponto de vista chinês, não há necessidade de lógica. De forma análoga, graficamente as ligações são entrelaçadas.

manifestações externas de nosso espaço vital. Um sono ligeiramente mais intranquilo durante a lua cheia ou a lua nova, uma maior irritabilidade antes de uma tempestade, uma enxaqueca durante uma mudança de clima – os fatores climáticos influenciam, em grande medida, a nossa sensação de bem-estar.

No modelo dos cinco elementos esses aspectos também têm seus correspondentes em cada um dos elementos. O vento pertence ao elemento madeira, o calor ao fogo, a umidade ao elemento terra, e assim por diante (ver tabela à p. 29). Quando sopram os ventos da primavera, o fígado se sobrecarrega. Uma comida azeda refrescante, nesse período, pode evitar o aparecimento de doenças. Se o alto verão estiver chuvoso, o baço sofre, mas a sua energia recupera o equilíbrio com uma refeição seca e aquecedora.

Associações diversas

As ligações sistêmico-análogas (isto é, as semelhanças interligadas) do modelo dos cinco elementos permitem uma infinita diversidade de outras associações. Como em um grande edifício, todos os planos estão ligados entre si. Diagnóstica e terapeuticamente, podemos subir de um andar a outro, mudar de andar ou visitar diversos recintos em um único edifício.

Tudo está interligado: quando uma pessoa tem a pele ressecada (principalmente no outono), conclui-se que isso se deve a um desequilíbrio no elemento metal; quando alguém está sem ânimo de viver, provavelmente é o seu elemento fogo que está em desarmonia. Quando surge uma doença, principalmente na primavera, sobretudo quando está ventando (por exemplo, rinite alérgica), então é porque o elemento madeira da pessoa afetada está com acúmulo de energia. Talvez nessa época a pessoa aprecie, instintivamente, comidas azedas e se mostre irritada quando não come o suficiente delas. É provável que sua intenção seja liberar o seu fígado com uma boa porção de álcool, e ela necessite, na manhã seguinte, de um peixe cru azedo no café da manhã para curar a ressaca e recuperar o equilíbrio.

Os cinco elementos na alimentação equilibrada

Pessoas de natureza "friorenta", que sempre precisam de um agasalho a mais, têm medo de se resfriar e reagem tão sensivelmente que logo algo lhes ataca os rins. O medo as "agarra pela nuca", e o susto lhes "entra pelos ossos". Um pouco de sal fortalece seus rins e ajuda sua força vital tão sensível.

Por outro lado, preocupações e cismas sobrecarregam o baço. O tecido conjuntivo se enfraquece prejudicando o relacionamento interpessoal, com os recorrentes pensamentos negativos. Uma refeição aquecedora do elemento terra fortalece o baço, alegra o abdome e tranquiliza os pensamentos. Essas observações referem-se às funções corpóreo-anímicas. Elas tratam exclusivamente de equilíbrios ou desequilíbrios energéticos. O órgão do corpo em questão geralmente é saudável, do ponto de vista clínico. Um desequilíbrio de energia num elemento, que permanece por muitos anos, pode provocar doenças orgânicas. Se durante a leitura deste livro você identificar em si mesmo um desequilíbrio desse tipo, aconselhamos um exame clínico cuidadoso e um acompanhamento mediante um consultor em nutrição da MTC. Se o desequilíbrio só surgiu recentemente, então ele poderá ser regulado com a ajuda da alimentação segundo os cinco elementos.

Sobre o "bom sabor": os cinco elementos em sintonia

Cinco características de sabor abastecem os elementos a elas correspondentes. "O azedo nos deixa alegres", ou "Amargo para a boca, saudável para o coração". Nas culturas ocidentais, pessoas atentas também identificaram as relações entre sabor e saúde e consagraram-nos em ditados e formas de falar. Na China eles dizem que:

> *O azedo vai ao fígado,*
> *O amargo ao coração,*
> *O doce vai ao baço,*
> *O apimentado ao pulmão,*
> *O salgado aos rins,*
> *É o que definimos como os cinco caminhos de entrada.*

> *Su Wen, Cap. 23*

O efeito regulador da alimentação segundo os cinco elementos pode reordenar tudo cuja ordem foi perturbada. Quando surge uma doença que provoca alguma perturbação, essa alimentação serve de suporte para todas as outras terapias empregadas. Procure orientação médica quando notar sinais de doença.

Ilse Fahrnow e Jürgen Fahrnow

Do ponto de vista tradicional chinês, todo alimento fortalece e harmoniza determinado elemento (ver pôster anexo). De acordo com seu sabor, ele fornece energia ao "seu elemento" e conforme sua termia (medidas de frio/Yin ou calor/Yang que são produzidas no corpo pelo que se ingere), ele os esfria ou os esquenta, e também aos órgãos relacionados a eles.

Seus rins estão fracos? Então regule seu elemento água com os alimentos correspondentes! Sua vesícula está congestionada? Em poucas semanas você poderá recuperar o equilíbrio com comidas calmantes (refrescantes) do elemento madeira.

Portanto, se usada corretamente, a alimentação pode curar nossos desequilíbrios energéticos e assim estimular nossa força vital.

Preste atenção à regra "mãe/filho": para acalmar a vesícula biliar (= elemento madeira), você deverá também acalmar seu "filho", o elemento seguinte, que é o fogo. Para fortalecer os rins (= elemento água), você deverá fortalecer a "mãe" do elemento água, que é o metal.

Sua alimentação lhe fornece a energia correta?

Se sua alimentação lhe fornece uma energia balanceada, você poderá saber imediatamente após a refeição, ao formular as seguintes perguntas:

- Sinto-me agora cheio de energia e satisfeito?
- Sinto um calor agradável em todo o corpo?
- Estou suficientemente satisfeito para não pensar em comida nas próximas três ou quatro horas?

Caso você tenha respondido "não" a uma – ou a mais – dessas perguntas, depois de sua refeição, poderá até aumentar o fornecimento de energia corporal-anímica por meio do alimento. No Capítulo 2, você encontrará um teste com perguntas, cujas respostas lhe darão uma ideia da sua atual distribuição energética nos cinco elementos. Depois de poucas semanas de adoção de um planejamento alimentar equilibrado, baseado no resultado do teste, a sua sensação corporal vai melhorar sensivelmente.

36

Os cinco elementos na alimentação equilibrada

A cozinha como cosmo

Cozinhar conforme os ensinamentos da escola dos cinco elementos significa levar em conta o ciclo da alimentação no preparo dos pratos. Como consequência, suas refeições vão ficar mais harmônicas e saudáveis. Convide o cosmo para entrar em sua cozinha!

Os cinco elementos e o bem-estar

Agora que você se animou e quer conhecer melhor a cozinha dos cinco elementos, é provável que se interesse especialmente por dois aspectos:

- Que comida melhora minha saúde?
- Como posso aplicar esse conhecimento na prática?

No Capítulo 2 você terá a possibilidade, ao realizar os testes – verificando elemento por elemento –, de avaliar sua situação energética momentânea. Portanto, é conveniente fazer todos os testes sequencialmente. Desse modo, eles podem nos fornecer uma visão geral da distribuição energética nos cinco elementos naquele momento.

Às vezes, uma melhor situação energética em consequência de um planejamento alimentar harmonizador se torna evidente logo depois de alguns dias. De qualquer modo, após três ou quatro semanas você já deve apresentar uma melhora geral (para testar isso, formule a si mesmo as perguntas da p. 36), que também aparece nos resultados dos testes.

Se, mesmo depois desse período, você não sentir a energia fortalecida, aconselhamos a consultar um terapeuta experiente de MTC. É possível algo esteja emperrando sua força de regulação e você necessitará de outros complementos terapêuticos. As energias fornecidas pela alimentação segundo os cinco elementos são interpretadas pelo corpo como mensagens.

O seu sistema de autocura, então, começa a transpor essas mensagens e a trazer os órgãos de volta ao equilíbrio. Doenças nos dentes, infecções crônicas, má distribuição de

Os cinco elementos em sua panela: melhore o sabor, a harmonia, o prazer e o valor nutritivo de seus pratos e transforme suas refeições numa "atividade prazerosa".

muco no intestino grosso (disbiose) e sobrecargas tóxicas (= venenosas) podem perturbar de tal modo a capacidade de regulação do organismo que a melhora não ocorre até mesmo com uma alimentação correta.

Melhore sua percepção corporal

Para identificar os efeitos positivos da alimentação segundo os cinco elementos, você precisará eventualmente de um pouco de tempo e paciência. Nós o aconselhamos a dialogar sempre com seu corpo. Por exemplo, faça-lhe as seguintes perguntas: "Como você está hoje? O que você deseja? Quer alguma coisa especial? Que órgão precisa hoje de uma atenção especial? Qual foi o grau de tolerância de sua última refeição? Você consegue executar seu trabalho de forma ideal com a energia transmitida por esse alimento? O que poderia ser aprimorado?"

Nosso corpo nos transmite muitas mensagens claras sobre suas necessidades. Aliás, ele faz isso com uma linguagem própria, a do corpo. É nossa tarefa aprender a entender essa linguagem para ajudar corretamente o bom funcionamento conjunto de todos os órgãos. Eis alguns exemplos da linguagem de nosso corpo:

Seu corpo é uma perfeição de precisão, esforço funcional e flexibilidade. Todos os dias ele o serve e também perdoa muitos de seus erros — sedentarismo, insônia, excesso de trabalho e alimentação incorreta — pela sua capacidade reguladora inata. Agradeça-lhe de vez em quando esse trabalho e pergunte com atenção afetuosa qual alimentação e que comportamento seu corpo espera de você.

- Todo tipo de dor pode indicar um acúmulo de energia.
- O frio revela uma carência de energia.
- O calor indica excesso de energia.
- Acúmulos de líquidos (por exemplo, pernas pesadas) são um sinal de fluxo congestionado e difícil da energia Qi.
- Cansaço e esgotamento são sinais de carência geral de energia.

Pouco a pouco, você vai aprendendo a conhecer melhor o seu corpo e a entender os seus sinais. Existe uma regra muito simples para perceber o equilíbrio ideal: quando você se sente renovado e contente, quando se sente feliz e se relaciona consigo mesmo e com seus semelhantes de forma afetuosa e satisfatória é porque seu Yin e seu Yang estão equilibrados, e sua energia está "acertada". Qualquer desvio dessa condição

Os cinco elementos na alimentação equilibrada

necessita de atenção cuidadosa para seu próprio benefício. Com a alimentação segundo os cinco elementos e a observância das dicas e explicações sobre as complexas relações de cada elemento (ver Capítulo 3), você terá os instrumentos necessários para desenvolver esse bem-estar. A seguir, você ficará sabendo, passo a passo, como integrar a alimentação segundo os cinco elementos de forma prática, em seu dia a dia.

Marque seu ingrediente

Comece primeiro marcando utensílios e apetrechos de cozinha, e a louça usada para as refeições. Marque cada copo e cada vasilha com um pequeno círculo adesivo colorido de acordo com o elemento:

- verde para a madeira;
- vermelho para o fogo;
- amarelo-ocre para a terra;
- branco para o metal;
- preto para a água.

(Para essa classificação, oriente-se pelo pôster anexo ao livro.) Assim, durante o preparo dos alimentos, você não precisará ficar procurando quando necessitar de determinado ingrediente para completar o prato.

Considere cada elemento no planejamento alimentar

Mesmo quando sua saúde necessitar de uma alimentação com um elemento de ênfase em Yin ou em Yang, você deverá sempre, em cada refeição, abastecer cada um dos cinco elementos com bastante energia. A base do plano alimentar é dada pelos alimentos energeticamente neutros dos cinco elementos. Os complementos aquecedores ou resfriadores são obtidos, respectivamente, pela utilização de alimentos quentes e mornos, frios e gelados.

"O alimento deve ser seu remédio, e seu remédio deve ser o seu alimento."

Hipócrates

Ilse Fahrnow e Jürgen Fahrnow

De acordo com a sua constituição Yin/Yang (faça o teste da p. 18) você poderá produzir um equilíbrio adicional de energia (leia nas pp. 22 e 24 as dicas para os tipos Yin e Yang, respectivamente).

Você poderá contar com a ajuda de um ditado chinês: "Até mesmo um caminho de dez mil milhas começa com um pequeno passo". Aprenda essa filosofia surpreendente em sua cozinha e em sua vida. Adotar uma alimentação com ênfase no Yin e no Yang com certeza vai lhe fazer muito bem. Se além disso você também reforçar a energia em cada elemento, estará aumentando esse efeito — em seu próprio ritmo, poderá acumular muitas experiências novas e interessantes.

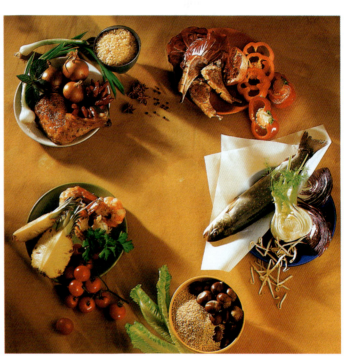

Alimentos no círculo dos elementos: embaixo, o elemento madeira, depois seguem-se, no sentido horário, o fogo, a terra, o metal e a água.

Valorize o Yin e o Yang para seus convidados

Se você quiser servir uma refeição a diversos convidados, com alguns pequenos truques e ingredientes adicionais, poderá variar o conteúdo Yin ou Yang dos alimentos, individualizando-os de acordo com o tipo de cada pessoa.

Os cinco elementos na alimentação equilibrada

- Como base, ofereça a cada convidado muitos alimentos neutros de cada elemento.
- Adicione ervas e condimentos que forneçam energias Yin ou Yang de acordo com a exigência individual.
- Sirva saladas e frutas aquecidas para o tipo Yin e frescas e crocantes para o tipo Yang.
- Ofereça menos líquidos na comida ao tipo Yin, e mais ao tipo Yang.
- Ao tipo Yin sirva uma pequena terrina de caldo quente para finalizar a refeição e ao tipo Yang um sorvete refrescante ou uma xícara de chá de hortelã gelado.

Cozinhe em ciclos

No modelo dos cinco elementos, cada um (= órgão) deverá ser abastecido com suficiente energia, o que possibilita um funcionamento conjunto ideal de todas as forças do corpo, da alma e do espírito. A sequência dos elementos no ciclo corresponde ao andamento rítmico dos processos vivos. Assim como as estações do ano seguem umas às outras, as etapas do desenvolvimento humano também se sucedem, a energia Qi também passa sucessivamente por todos os elementos.

Durante o preparo dos alimentos, atenha-se a este circuito contínuo: obedecendo à sequência dos elementos dentro do ciclo, adicione um ingrediente após o outro. Você pode começar o cozimento com qualquer um dos elementos, mas não deixe de observar a sequência cíclica:

Madeira – Fogo – Terra – Metal – Água – Madeira...

Dicas práticas

Você poderá adicionar tantos ingredientes quantos quiser de cada elemento. Poderá também finalizar o processo de cozimento com qualquer um dos elementos do ciclo. De acordo com o ensinamento tradicional, o último elemento abastecido (= órgão) sempre fornece ao corpo uma força especial. Quando, por exemplo, você quiser fazer algo pelos seus rins (= elemento água), encerre o processo de cozimento acrescentando um ingrediente do elemento água (por exemplo, uma pitada de sal).

Na cozinha tradicional de países europeus também existem algumas dicas que tornam a alimentação mais balanceada e lembram a filosofia dos cinco elementos. Alho ou alcaravia nas batatas, uma pitada de salsa no final, sobre o prato pronto... Aconselhe-se com pessoas mais velhas sobre segredos culinários.

Ilse Fahrnow e Jürgen Fahrnow

Se por acaso você se esquecer de acrescentar um ingrediente, isto é, um elemento, vale a pena então repassar o ciclo todo novamente. Na preparação – de acordo com a filosofia –, cada "rodada" pelo ciclo dos elementos aumenta a energia total na comida. Quanto mais ciclos você percorrer durante o cozimento, tanto melhor. Subjetivamente, você vai notar que todos os tipos de sabor perceptíveis pelo ser humano (azedo, amargo, doce, apimentado, salgado) foram acrescentados ao prato, numa medida equilibrada.

O sal deve ficar para o final

Na culinária dos cinco elementos em geral adicionamos o sal só no final. São duas as vantagens:

- Do ponto de vista da MTC, o sal corresponde aos rins (= elemento água) e como estes precisam proteger nossa energia herdada, o Qi (ver sobre o elemento água no próximo capítulo), damos atenção especial, na preparação dos alimentos, ao cuidado com esses órgãos.
- Durante o processo de cozimento, o sal se separa em duas substâncias: o sódio e o cloro. Então, não sentimos mais o sabor salgado. Precisaríamos acrescentar cerca de sete vezes mais sal durante o cozimento para obter o mesmo resultado, em termos de sabor, do alimento que salgamos somente no final. Portanto, pouparemos uma parte do esforço purificador de nossos rins ao salgar nossos pratos no final do cozimento.

Prepare pratos com suas receitas preferidas

Naturalmente, as receitas a seguir foram criadas de acordo com o ciclo dos cinco elementos. Mas se você quiser preparar seus pratos prediletos, com suas próprias receitas e segundo o ciclo dos cinco elementos, verifique primeiro a quais elementos pertencem os ingredientes que vai utilizar.
Então disponha os ingredientes na sequência dos cinco elementos (Madeira – Fogo – Terra – Metal – Água) e acrescente-os um a um. Caso falte algum elemento, complete o prato com pitadas de condimentos ou ervas. (Se você marcou seus potes de ervas e condimentos com círculos coloridos, como recomendamos na p. 39, terá à mão o

> Na Ásia as pessoas convivem de modo sereno com as contradições e as exceções às regras. Enquanto nós gostamos de buscar uma verdade que seja amplamente aceita, as pessoas do Oriente sabem usufruir da diversidade e da grande variedade de significados da vida. Portanto, se ao cozinhar você por acaso esquecer ou alterar uma sequência do ciclo, adote essa máxima asiática. "Toda exceção é permitida, e na cozinha o prazer deve estar em primeiro plano."

Os cinco elementos na alimentação equilibrada

complemento energético correto da comida). Porém, é muito importante não "pular" nenhum elemento. A seguir, ilustraremos o que foi dito com um exemplo.

As batatas segundo os ensinamentos dos cinco elementos

- Em primeiro lugar, coloque as batatas descascadas (elemento terra) numa panela.
- Depois, acrescente um pouco de pimenta-do-reino moída ou um dente de alho descascado (elemento metal).
- Adicione água (elemento água), uma pitada de sal (elemento água) e complete tudo com algumas gotas de suco de limão (elemento madeira).
- Salpique um pouco de páprica ou grãos de zimbro (elemento fogo) e coloque a panela no fogo; então o ciclo estará completo (veja a receita completa às pp. 74-5).

A culinária dos cinco elementos se compara a uma viagem de descoberta plena de aventuras ao reino dos sentidos e dos prazeres. Ela aguça a percepção corporal e oferece estímulos para o desenvolvimento de nossa criatividade.

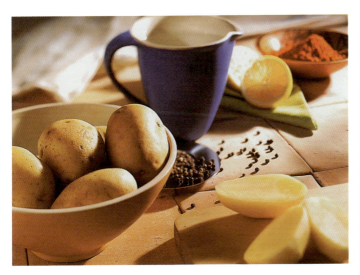

Adicione os ingredientes na sequência correta e você terá um belo prato de batatas... Uma verdadeira receita dos cinco elementos.

43

Ilse Fahrnow e Jürgen Fahrnow

> **Pontos positivos da culinária em ciclos**
>
> - A comida preparada de acordo com o ciclo dos elementos tem um efeito harmonioso, porque contém todos os tipos de sabor perceptíveis pelo nosso paladar (azedo, doce, salgado, amargo, apimentado).
> - O conteúdo energético (Qi) abastece nosso corpo de forma ideal, pois cada percurso feito pelo ciclo durante o cozimento eleva o teor de energia geral da comida e, com isso, o de todos os órgãos do corpo. Todo o circuito funcional de nosso organismo é considerado.
> - À medida que vamos provendo nossa comida com cada um dos elementos, estamos considerando afetuosamente todos os órgãos de nosso corpo.
> - Cozinhar seguindo este ciclo é como vivenciar uma meditação relaxante que nos traz benefícios, ao mesmo tempo que saboreamos uma gostosa refeição.

Muitas vezes a ingestão de alimentos é feita um tanto "fora de hora": entre uma refeição e outra engolimos rapidamente — sem considerar, é claro, os cinco elementos — uma comida pronta (ou até enlatados, *fast-food* ou rosquinhas de chocolate) antes de retomarmos uma alimentação mais substanciosa.

Saboreie sua refeição!

A ingestão regular de alimentos é um privilégio que infelizmente ainda não é usufruído por todas as pessoas na Terra. Mesmo que, de acordo com estudos da Food and Agriculture Organization (FAO, um departamento da ONU), o nosso planeta já esteja produzindo alimentos suficientes para todos os seres vivos, ainda não conseguimos erradicar a fome no mundo por causa dos problemas de distribuição e dos interesses econômicos. Com a consciência desses graves problemas e em face dos milhões de pessoas famintas, sobretudo nos países do Terceiro Mundo, cada refeição posta sobre a mesa deveria nos encher de gratidão.

Observe sua atitude interna ao comer

A resposta à pergunta: "Seu metabolismo consegue digerir bem uma refeição?" depende, entre outras coisas, da sua atitude interna ao ingeri-la. Calma, relaxamento, tempo suficiente, companhia agradável, agradecimentos carinhosos ao cozinheiro ou à cozinheira e aos seres vivos (plantas e animais) que nos dão vida com as suas vidas são as melhores

Os cinco elementos na alimentação equilibrada

condições para o nosso corpo realizar o trabalho de assimilação e transformação dos alimentos.

Gaste o tempo que for preciso

Sempre vale a pena mencionar as condições para se ter uma vida saudável e feliz. A alimentação sadia possui um papel central, com refeições energeticamente equilibradas, preparadas com calma e saboreadas com prazer e, de preferência, com seus entes queridos.

Saboreie corretamente os alimentos

- Sente-se sempre ao comer.
- Um minuto antes da refeição, reflita por alguns instantes no prazer proporcionado pela comida (talvez em forma de uma oração coletiva ou um agradecimento ao cosmo).
- Envie seus pensamentos e sentimentos perturbadores para bem longe, durante a meia hora seguinte, ou deposite-os numa caixa previamente preparada pelo seu espírito.
- Conscientize-se dos sentimentos afetivos em relação a seus companheiros à mesa; brigas e discussões perturbam a assimilação dos alimentos.
- Mastigue bem e perceba o prazer de saborear a comida.
- Beba pouco durante as refeições. Muito líquido enfraquece o Qi do estômago (ver o Capítulo 4, à p. 142), isto é, "liquefaz" os sucos digestivos.
- Observe seu corpo e deixe que ele mesmo lhe diga a quantidade de alimentos de que precisa naquele instante. Portanto, não coma "além da fome".
- Várias pequenas refeições, distribuídas ao longo do dia, ajudam bem mais o sistema digestivo do que três refeições grandes.
- Coma alimentos mais pesados somente na hora do almoço.

Para nossa saúde corporal e anímica, cada passo na direção certa vale a pena, e "um pouquinho" é melhor que nada. Experimente, aos poucos, ir adquirindo mais tranquilidade e bem-estar ao se alimentar. Logo você nem vai mais precisar se lembrar disso conscientemente, pois já terá assimilado as recomendações.

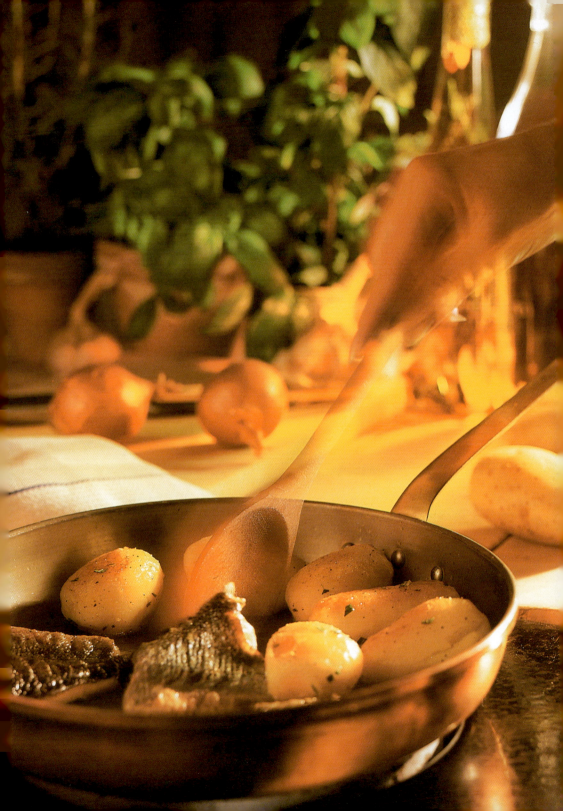

2
A alimentação segundo os cinco elementos

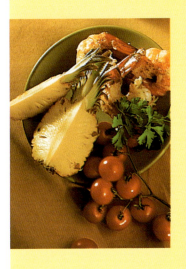

Só quando seu organismo é nutrido de forma balanceada, com todos os elementos — madeira, fogo, terra, metal e água —, é que ele pode funcionar bem. Este é o primeiro pressuposto para uma vida saudável e feliz.

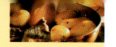

Ilse Fahrnow e Jürgen Fahrnow

Conhecendo o elemento madeira

Quando chega a primavera e as plantas irrompem no solo, vivenciamos na natureza a força do elemento madeira: jovem, dinâmico, efervescente e pronto a se disseminar.

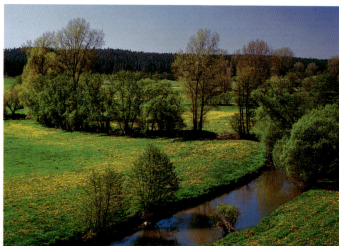

A primavera é a estação do ano que corresponde ao elemento madeira.

> **!** Quando seu elemento madeira está equilibrado, você se sente muito bem — porque seu fígado está bem cuidado e os acúmulos de energia se dissolveram.

Correspondências do elemento madeira

De acordo com a tradição chinesa, as características citadas anteriormente correspondem, no corpo humano, ao circuito funcional do fígado. Esse órgão tem grandes tarefas a realizar: ele não só processa nossos alimentos, como também todas as impressões emocionais que vivenciamos. Um fígado sobrecarregado nos deixa intranquilos, irritados ou deprimidos, pois nele se acumulam emoções não processadas. Pessoas impacientes, nas quais a ira se manifesta facilmente, sofrem de acúmulo de energia no elemento madeira. A fila do caixa do supermercado, o motorista desatento no trânsito, a espera na estação de trem

Os cinco elementos na alimentação equilibrada

ou no aeroporto, os erros dos funcionários do hotel, tudo deixa a pessoa irritada. A cabeça ferve e o rosto fica vermelho, a pressão sanguínea sobe a níveis preocupantes e, de acordo com o temperamento da pessoa, ela se torna ruidosa e agressiva, ou então "engole" toda a raiva. Os chineses chamam esse tipo de desequilíbrio energético de Qi crescente do fígado. Para seu semelhante, a pessoa nesse estado é muitas vezes um desafio, mas ela mesma também sofre bastante com seu acúmulo de energia. Como ela gostaria de sentir com mais frequência um relaxamento e uma descontração interna! Mas, ao continuar reprimindo suas fortes emoções, provavelmente vai ficar deprimida. Exprimindo isso de forma inversa, podemos dizer que muitas vezes a depressão surge a partir de emoções não vivenciadas no elemento madeira. A solução do problema consiste numa suavização do elemento madeira, para que a energia possa voltar a fluir livremente.

Dissolvendo o acúmulo de energia

O acúmulo de Qi no fígado pode ser dissolvido mediante comidas e bebidas azedas (por exemplo, uma limonada gelada) e por meio de alimentos refrescantes do elemento madeira. O fígado relaxa, a pessoa volta a respirar, os músculos se soltam e ela passa a gostar da vida de novo, porque o elemento fogo se beneficia do fluxo livre da energia da madeira (a madeira "alimenta" o fogo, e este corresponde à emoção "alegria"). O estômago relaxa, pois não está mais à mercê das agressões do fígado (a madeira controla a terra; um elemento madeira forte demais agride a terra).

O estresse do fígado

As fases de transição em nossa vida provocam um enorme estresse em nosso fígado, pois as inúmeras emoções ocasionadas pelas mudanças e pelos desenvolvimentos exigem muita elaboração e adaptação. Crianças pequenas na fase das teimosias, jovens na puberdade, adultos na meia-idade, todos vivenciam fortes emoções contraditórias, irrupções de raiva, o súbito desespero de um elemento madeira desarmonioso. Quando voltamos ao equilíbrio após esses acessos, depois de nosso fígado ter realizado um bom processamento, nossa capacidade de colocar limites adequados e a intensidade da alegria dos sentimentos nos deixam muito felizes.

As condições externas também podem desajustar o elemento madeira. O vento na primavera, variações no tempo e temporais súbitos — todos os momentos de mudança na natureza têm um efeito em nosso corpo e exigem dele uma força de regulação. Quando essas agressões externas são muito fortes, a energia do fígado encontra-se sob pressão e as energias se acumulam.

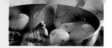

Ilse Fahrnow e Jürgen Fahrnow

Sinais de desequilíbrio no elemento madeira

A rinite alérgica é uma manifestação tipicamente colateral quando o elemento madeira se desequilibra.

- Tudo o que surge de repente, com força, e de forma muito dinâmica: uma súbita febre alta em um curto intervalo de tempo; uma forte irrupção de urticária; a súbita coceira de uma doença cutânea; os explosivos acessos de espirros das alergias.
- Tudo o que é atribuído a uma mudança abrupta: o humor oscilante de uma "euforia divina" a uma "tristeza mortal"; a alteração repentina de estados maníacos-depressivos; o súbito surgimento e, igualmente, o desaparecimento de sintomas de doenças.
- Tudo o que se relaciona com processos hormonais: males da puberdade, da gravidez, da menstruação, do climatério, da TPM (tensão pré-menstrual).
- Os estados dolorosos fortes, com sinais característicos como: pontadas, palpitações, latejamentos ou queimações, dores de cabeça, principalmente de um lado só.
- Dores musculares e dos tendões: distensões musculares, "tendões fracos", cãibras, dores musculares.
- As doenças dos olhos que surgem de repente e com força: conjuntivites, infecções na íris ou na córnea, infecções pruriginosas ou estados alérgicos.
- Todos os distúrbios provocados pelo vento; sensibilidades a correntes de ar, males decorrentes da antecipação de temporais ou súbitas mudanças de tempo, distensões musculares provocadas pelo vento, no automóvel etc.
- As doenças que surgem regularmente na primavera: rinites, dores de cabeça durante as tempestades e ventos quentes do noroeste.
- Todas as enfermidades do fígado e da vesícula: cólicas de vesícula com dores súbitas e fortes, perturbações do metabolismo do fígado (funcionais/orgânicas), infecções do fígado.
- Preferência extrema ou rejeição pelo sabor azedo.
- Humor irritadiço – zanga.

─────── *Os cinco elementos na alimentação equilibrada*

No teste a seguir você descobrirá se o seu elemento madeira está equilibrado ou se a energia está acumulada ou bloqueada. De acordo com o resultado do teste, siga, por duas ou três semanas, as recomendações da avaliação e depois repita o teste. Conte quantas dessas afirmações lhe dizem respeito. Para cada resposta "sim" conte um ponto.

Teste: meu elemento madeira está equilibrado?

- Fico irado frequentemente e tenho acessos de raiva.
- Muitas vezes fico irritado demais e tenho vontade de sair correndo.
- Meus humores mudam subitamente ("euforia excessiva – tristeza mortal").
- Quando adoeço, isso ocorre de repente, assim como me recupero rapidamente.
- Sinto calor com muita frequência.
- Transpiro bastante, pois sinto muito calor.
- Em mim, o calor e o frio do corpo alternam-se rapidamente.
- Para me sentir bem, preciso de muito movimento.
- Sofro com o ressecamento e as coceiras da pele e das mucosas.
- Adoro coisas azedas.
- Eventualmente tenho dores de cabeça fortes e latejantes.
- Quando me zango, fico com muitas dores no corpo.

Caso descubra uma carência de energia em seu elemento madeira, leia à p. 101 e seguintes o que você poderá fazer para melhorar, além de praticar uma alimentação correta.

Avaliação:

1-6 pontos: a energia do seu elemento madeira está numa fase de tensão ou está bloqueada. Nutra seu fígado com alimentos frios do elemento madeira uma vez ao dia.

7-12 pontos: a energia do seu elemento madeira está muito tensa ou bloqueada. Experimente, em cada refeição, saborear alimentos frios e refrescantes do elemento madeira. Só excepcionalmente coma alimentos mornos e quentes do elemento madeira.

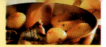 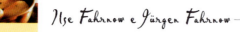

Equilíbrio de energia no elemento madeira

Com as receitas a seguir você poderá equilibrar seu elemento madeira e relaxar seu fígado. Com o bom funcionamento de seu fígado você terá sentimentos harmoniosos e alegres, atenção renovada e desperta, alegria de viver, maior atividade e energia espontânea, pois estes são sinais do elemento madeira harmonioso.

Alimentos do elemento madeira

Frio/gelado	Neutro	Morno/quente
vagem	ervilha	vinagre
verduras de folhas	uvas	alho-poró
maçã	fígado de vitela	fígado de porco
tomate	salsa	cereja
espinafre	ameixa	gergelim
abacaxi	batata-doce	amendoim
kiwi	tangerina	framboesa
iogurte	roseira brava	lagosta

Em momentos depressivos, pergunte-se quais de seus sentimentos estão sendo impedidos de se expressar. Talvez você encontre uma possibilidade de voltar a dar espaço a eles, percebendo então como a depressão se transforma. As emoções são estados energéticos que perpassam o nosso corpo. Quando as reprimimos, com o passar do tempo, o organismo sofre danos, como uma panela de pressão sem a válvula de escape.

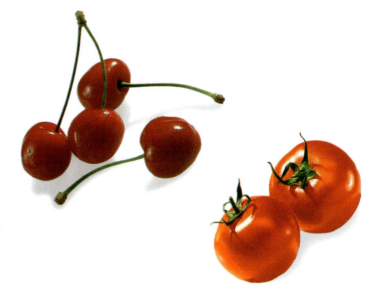

Os cinco elementos na alimentação equilibrada

A composição dos pratos é muito importante

No ciclo dos cinco elementos, o elemento madeira corresponde ao início visível de toda vida. O elemento anterior no ciclo, a água – que é o início oculto, invisível da vida –, alimenta o elemento madeira com sua força e, por seu lado, este alimenta o seguinte, que é o elemento fogo. O elemento madeira é controlado pelo elemento metal. Um desequilíbrio no elemento madeira pode ter diversas causas. Como todos os elementos estão interligados, qualquer desequilíbrio exerce uma influência no sistema como um todo. Por isso será conveniente testar também a distribuição de energia em seus outros elementos. Só a combinação bem escolhida de alimentos produz os benefícios ideais para sua saúde.

A alimentação correta impede os bloqueios de energia

Na cultura ocidental a maioria das pessoas sofre de um bloqueio no elemento madeira. Uma "boa" educação e um longo condicionamento levaram essas pessoas a engolir suas emoções ou então a nem percebê-las. Um dia então essa força emocional acumulada e reprimida explode. E todos se espantam ao ver aquela mulher, normalmente tão tranquila e simpática, subitamente "explodir". Popularmente se diz: "desopilou o fígado" – o acúmulo de Qi foi descarregado de forma explosiva. Para relaxar constantemente o fígado e evitar os acúmulos que podem explodir de repente, você precisará regularmente de uma alimentação refrescante do elemento madeira.

As receitas a seguir foram montadas segundo o ciclo dos cinco elementos. Um após o outro, os ingredientes de cada elemento são colocados na panela. Com isso o fígado se abastece de muitas formas: diretamente com as comidas do elemento madeira e também indiretamente com o fortalecimento dos outros elementos. Assim se restabelece a harmonia, e a força conjunta de todos os elementos faz da comida um suporte benéfico, prazeroso à sua saúde e ao seu bem-estar geral.

Segundo os ensinamentos chineses, o fígado (elemento madeira) está envolvido não só nos processos digestivos corporais, mas também nos emocionais. Mediante uma alimentação corretamente selecionada e bastante exercício físico (pois os músculos também pertencem ao elemento madeira), você reforça o fluxo harmonioso de sua energia vital.

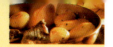

Ilse Fahrnow e Jürgen Fahrnow

Receitas

Os pratos servem quatro porções. As indicações entre parênteses depois dos ingredientes referem-se a cada elemento correspondente (Ma = Madeira, F = Fogo, T = Terra, M = Metal, A = Água).

!

Uma variação do uso do pesto: não como molho na macarronada, mas como um tempero refinado na carne de coelho — bom apetite!

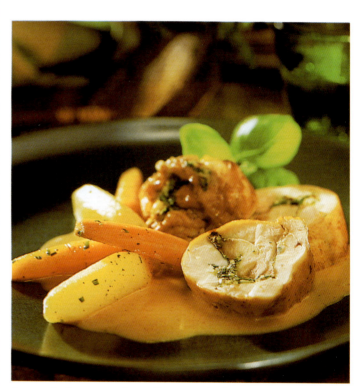

As suculentas coxas de coelho com rúcula e pesto combinam bem com batatas cozidas com casca.

Como já deixamos bem claro, é muito importante neste tipo de alimentação acrescentar os ingredientes aos pratos na sequência energética correta – isto é, no sentido horário do ciclo dos elementos. No preparo das receitas a seguir complete pelo menos um ciclo, ou seja, percorra os cinco elementos sequencialmente pelo menos uma vez.

Os cinco elementos na alimentação equilibrada

Coxas de coelho com pesto

Esse prato alimenta a parte material (Yin) do circuito funcional do fígado e do coração. Assim, os elementos madeira e fogo mantêm os melhores pressupostos para um fluxo harmonioso de energia. Mulheres durante a menopausa e pessoas idosas se beneficiam muito com esse prato.

1 Desossar as coxas de coelho (Ma) e cozinhar os ossos para fazer um caldo. Abrir os pedaços de coxa e cobri-los com folhas bem lavadas e secas de rúcula (Ma). Amassar os grãos de zimbro (F) e espalhar por cima. Espalhar também um pouco de _pesto_ (F) e de azeite de oliva (T).

2 Descascar os dentes de alho (M), picá-los e espalhar sobre o _pesto_. Fechar as coxas e prender com palitos. Adicionar pimenta (M) e salgar com cuidado (A). Colocar raspas de casca de limão (Ma) e espalhar sobre as coxas. Polvilhar com um pouco de páprica (F) e colocar tudo numa frigideira quente.

3 Adicionar imediatamente um pouco de manteiga (T) e um pouco de óleo (T) e fritar as coxas dos dois lados (cerca de 12 minutos). Acrescentar um pouco de pimenta (M) e salgar com cuidado (A). Tirar da frigideira e manter aquecido no forno a 75 graus.

4 Flambar o molho da frigideira com um pouco de vinho branco (Ma). Adicionar o creme de leite azedo (Ma) e mexer bem, aquecendo cuidadosamente. Engrossar com um pouco de páprica (F), manteiga (T) e mostarda (M). Temperar cuidadosamente com sal marinho (A) e despejar o molho sobre as coxas de coelho.

2 coxas de coelho; rúcula; 4 grãos de zimbro; 4 colheres de sopa de pesto; azeite de oliva; 4 dentes de alho; pimenta-do-reino moída; sal marinho; raspas de casca de limão; páprica em pó; manteiga; óleo; vinho branco; 1 colher de sopa de creme de leite azedo; 1 colher de sopa de mostarda.

Aipo com fígado de pato frito

Esse prato também fortalece a energia do fígado. O aipo e o fígado de pato liberam e suavizam (= resfriam) a energia acumulada do fígado e disponibilizam tudo o que é necessário para a feitura do molho. As pessoas esgotadas se sentem mais relaxadas e fortalecidas.

55

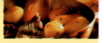 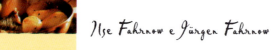

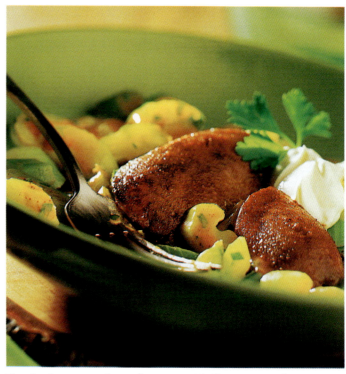

Fígado de pato e aipo reforçam o seu elemento madeira.

1 aipo redondo; 4 fígados de pato; páprica em pó; 1 colher de sopa de manteiga; pimenta-do-reino moída; sal marinho; 2 colheres de sopa de vinagre balsâmico; 2 colheres de sopa de creme de leite azedo; salsinha.

1 Lavar bem o aipo (Ma), cortar em pedaços pequenos e distribuir numa frigideira. Cobrir com os fígados de pato (Ma), polvilhar com páprica (F) e colocar em fogo médio.
2 Adicionar manteiga (T) e refogar os fígados por 8 minutos de cada lado. Polvilhar com um pouco de pimenta (M), retirar da frigideira e salgar cuidadosamente (A). Manter aquecido no forno a 75 graus.
3 Ferver o molho com o vinagre (Ma), retirar do fogo. Adicionar o creme de leite azedo (Ma) (a frigideira deve estar ligeiramente quente, senão o molho pode talhar) e levar novamente ao fogo.
4 Lavar bem a salsinha (Ma) e acrescentar ao molho. Adicionar também a páprica (F) e deixar o molho engrossar até ficar cremoso. Dispor o aipo com o molho em quatro pratos e cobrir com os fígados.

Os cinco elementos na alimentação equilibrada

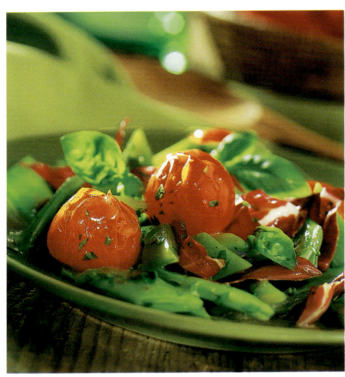

Seu fígado ficará muito feliz com tomates e vagens.

Mix de verduras

Para os fãs de pratos frios, que se sentem esgotados. Essas verduras harmonizam e fortalecem o fígado (madeira) e o coração (fogo). O Qi do fígado poderá então fluir livremente.

1 Lavar as vagens (Ma), cortar em pedaços e colocar numa panela. Acrescentar 2 colheres de sopa de suco de limão (Ma). Lavar os tomates (Ma). Lavar a salsinha (Ma) e picar. Cortar o *radicchio* (F) pela metade, lavar e cortar em pedacinhos.

2 Acrescentar os tomates, a salsinha e o *radicchio* às vagens. Adicionar a manteiga (T) e a pimenta (M). Tampar e cozinhar no vapor por cerca de 12 minutos. Tirar do fogo, salgar com cuidado (A). Acrescentar o resto do suco de limão (Ma) e enfeitar com manjericão (F).

500 g de vagem; 3 colheres de sopa de suco de limão; 500 g de tomate vermelho pequeno; 2 macinhos de salsa lisa; 1 *radicchio*; 1 colher de sopa de manteiga; pimenta-do-reino moída; sal marinho; manjericão fresco.

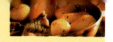

Ilse Fahrnow e Jürgen Fahrnow

Conhecendo o elemento fogo

O calor do verão é o tempo do amadurecimento. No elemento fogo a energia quente completa o passo do desenvolvimento seguinte. O fogo é a força transformadora, de fusão, o motor doador de vida de nossa constelação solar e o ponto central do ciclo anual.

"Todas as coisas precisam de tempo para amadurecer."

William Shakespeare, Sonhos de uma noite de verão

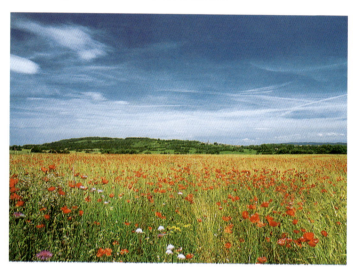

O calor do Sol é a analogia climática do elemento fogo.

Correspondências do elemento fogo

Até o início do século XX, em quase todos os lugares da Terra ainda se cozinhava com a força direta do fogo. O fogão, ou a cozinha, era o centro de reunião da casa. E o reflexo do fogo aconchegante da lareira no rosto dos participantes da roda criava uma atmosfera toda especial (espírito em chinês é *shen* e corresponde ao elemento fogo): do abrigo seguro e pacífico da comunidade, que abre o coração e alegra o corpo e a alma. Sentir a força aquecedora do fogo em companhia dos entes queridos é benéfico e fortalece o coração e a alma.

Os cinco elementos na alimentação equilibrada

De acordo com a tradição chinesa, as energias do elemento fogo correspondem ao circuito funcional do coração. As pessoas com o elemento fogo em harmonia possuem um bom coração e uma irradiação calorosa. E ali, onde o "eu" repousa no seu centro, existe uma autoridade natural, que os outros respeitam naturalmente. Por isso, na China sempre se relacionou o governante ao elemento fogo. Mas quando a força do fogo não está equilibrada, surge a tirania (um "eu" inflado, exagerado) ou então seu oposto (um indivíduo inseguro, tímido).

O elemento da alegria

A alegria corresponde ao elemento fogo e, assim como todas as outras emoções, ela também deveria permanecer em equilíbrio harmonioso. Do ponto de vista ocidental, não se consegue compreender como na China se considera possível sentir um excesso de alegria. A alegria, pensaríamos nós, nunca pode ser demais. Muitas pessoas, porém, ainda sentem as consequências de uma alegria desregulada, desequilibrada. A pessoa idosa, que de tanta alegria diante de uma boa notícia sofre um enfarte, enfraqueceu seu sistema circulatório devido ao excesso de energia. E a pessoa que saiu de uma depressão e subitamente sente suas forças voltarem, em virtude de tanta alegria reage de forma "maníaca", torna-se intranquila, insone, eufórica e decide coisas importantes precipitadamente e sem refletir. Falta a força contida do "eu", que disciplina e dirige a força emotiva dos "cavalos de sangue quente".

O condutor de carruagens

O antigo filósofo grego Platão descrevia as pessoas como "condutoras de carruagens". Uma parelha orgulhosa, forte, de cavalos de raça (todas as nossas capacidades e energias) puxa a carruagem (o corpo). Para que a parelha possa trilhar o caminho predeterminado com segurança, a nossa personalidade, como condutora da carruagem, precisa usar a medida certa de inteligência e ação. Apenas a condução harmoniosa de forças selvagens produz a realização.
Se você quiser se tornar consciente de sua própria situação como condutor de carruagens no sentido descrito por Platão,

O equilíbrio no elemento fogo fortalece o coração e alegra a alma — a autoridade natural e a alegria de viver podem se desenvolver.

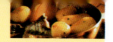

Ilse Fahrnow e Jürgen Fahrnow

faça um pequeno esboço atribuindo a cada cavalo uma de suas forças mais importantes (por exemplo, inteligência, força de ação, autoconfiança, paciência, disciplina, coerência, humor, ou talvez senso de justiça). Depois, observe por alguns minutos se você efetivamente "dirige" bem seus "cavalos", ou seja, suas forças individuais. Se a resposta for negativa, pense em quais melhorias poderiam ser efetuadas para que sua carruagem siga seu curso de forma ideal, isto é, para que seu organismo e sua provisão de energia se tornem mais equilibrados. Talvez, por exemplo, você pudesse fazer mais por si mesmo, em vez de cuidar sempre dos outros.

Ao fazer o exercício do esboço do condutor de carruagens, você descobrirá muitas coisas sobre si mesmo, porque será forçado a refletir sobre suas próprias forças individuais.

Harmonia no elemento fogo

O elemento fogo fornece a mais pura alegria do coração, a felicidade da existência humana àqueles que conseguem manter a harmonia. Por exemplo, as comidas e bebidas com sabor amargo alegram a alma e nutrem o coração – "amargo para a boca, saudável para o coração", diz um ditado bastante antigo e verdadeiro.

Por outro lado, muito calor e extrema secura desequilibram o elemento fogo. Um clima muito quente – ou então a permanência prolongada em locais extremamente quentes – ou o uso exagerado de estimulantes ressecadores, como a nicotina e o álcool, agridem o circuito funcional do coração (ver "Dicas de saúde para o tipo Yang", à p. 22). A alegria do coração aumenta até o esgotamento, até a euforia; a mania e um incontrolável fluxo verbal, assim como a insônia, passam a perturbar a natural paz interior da pessoa. Se o desequilíbrio persistir por um tempo mais longo, isto é, alguns anos, podem surgir doenças orgânicas ligadas à circulação cardíaca, pois o organismo pode ter sido agredido gravemente.

Como ocorre em quase todas as coisas, aqui também o caminho do meio é o mais correto: você só encontrará a felicidade duradoura e a alegria constante do coração quando seu elemento fogo estiver bem equilibrado.

Os cinco elementos na alimentação equilibrada

Sinais de desequilíbrio no elemento fogo

- Todas as doenças do sistema circulatório cardíaco, além de outros sintomas funcionais do coração (perturbações do ritmo cardíaco e sensações orgânicas ou de dor).
- Todos os males decorrentes do calor, problemas circulatórios resultantes do clima quente, abafado, pernas pesadas com acúmulo de líquido, varizes.
- Doenças que surgem principalmente no verão ou que pioram nos meses de dezembro a março.
- Males do intestino delgado, tendência a diarreias, inflamações no duodeno, fortes flatulências com pressão no diafragma e sensação de aperto no tórax e na região do coração.
- A ponta da língua muito vermelha.
- Intranquilidade, nervosismo, euforia, distração.
- Insônia com intranquilidade e ondas de calor, pesadelos.
- Sede ardente.
- Perturbações da memória e da fala, gagueira, omissão ou esquecimento de palavras.
- Preferência extrema ou rejeição pelo sabor amargo.

DICA

Como todos os elementos trabalham juntos em suas funções, vale a pena também fazer os testes dos elementos restantes. Com isso, você obterá o seu perfil energético atual e poderá completar o fluxo harmonioso no ciclo dos cinco elementos.

Com a ajuda do teste da página seguinte você poderá descobrir se o seu elemento fogo, no presente momento, está equilibrado ou não. Caso você identifique um desequilíbrio no elemento fogo, poderá regularizá-lo e harmonizá-lo com a alimentação, uma vez que o plano alimentar bem montado promoverá alegria em seu coração. Siga as indicações citadas na página 62. Volte a fazer o teste depois de duas ou três semanas – provavelmente você descobrirá que seu elemento fogo tornou-se mais equilibrado.

Conte quantas dessas afirmações lhe dizem respeito no momento. Para cada resposta "sim" acrescente um ponto.

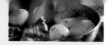

Ilse Fahrnow e Jürgen Fahrnow

Teste: meu elemento fogo está equilibrado?

- Minha memória deixa muito a desejar.
- Muitas vezes acordo à noite com palpitações, intranquilidade e suores.
- Quando estou ansioso, minhas palavras se embaralham.
- As outras pessoas acham que às vezes pareço forçado e gaguejo ao falar.
- Quando estou ansioso, logo fico irritado.
- Tenho muitos de pesadelos.
- Gosto bastante de comidas e bebidas de sabor amargo.
- Muitas vezes sinto-me esgotado e nervoso ao mesmo tempo.
- Raramente sinto um relaxamento agradável.
- Comidas e bebidas de sabor amargo são desagradáveis para mim.
- Sofro muito de taquicardia sem causas orgânicas (antes de responder, tente esclarecer esse sintoma).
- Frequentemente fico com o rosto vermelho ou as faces coradas.

Avaliação

1-6 pontos: seu elemento fogo está numa fase de desequilíbrio. Escolha diariamente no mínimo um alimento refrescante do elemento fogo, como complemento aos alimentos das outras categorias. E, de qualquer modo, garanta uma ingestão suficiente de líquidos!

7-12 pontos: seu elemento fogo precisa de um auxílio especial. Escolha, para todas as refeições, alimentos predominantemente neutros e refrescantes do elemento fogo. Evite o máximo possível os estimulantes (café, chá, tabaco, limonadas) e atente para a suficiente ingestão de líquidos. A realização de um exercício relaxante (treinamento autógeno, relaxamento muscular progressivo segundo Jacobsen, Qi Gong, terapia respiratória, exercício de integração cardíaca segundo Steven Rochlitz) pode ajudar os seus esforços de restauração do equilíbrio no elemento fogo.

As perturbações e sensações estranhas do sistema circulatório cardíaco deverão ser obrigatoriamente examinadas de forma minuciosa, para um possível encaminhamento clínico. Todas as queixas cardíacas não-orgânicas, funcionais, melhoram passo a passo com a alimentação adequada do elemento fogo.

Os cinco elementos na alimentação equilibrada

Equilíbrio de energia no elemento fogo

Com as receitas a seguir você poderá equilibrar seu elemento fogo. Ele promove a felicidade do coração e a alegria de viver quando se encontra em harmonia e equilíbrio. Usufrua essa agradável descontração, a partir da qual tudo se desenvolve por si só.

Alimentos do elemento fogo

Frio/gelado	Neutro	Morno/quente
beterraba	salada de alface	noz-moscada
aveia, trigo	_radicchio_	carne grelhada
chicória	murtinhos	couve-de-bruxelas
salada de endívia	timo de vitela	trigo sarraceno

A madeira alimenta o fogo, o fogo alimenta a terra, a água controla, isto é, "apaga" o fogo. Para cuidar de forma ideal do seu elemento fogo, procure sempre lidar com o modelo dos cinco elementos como um todo.

A alimentação correta nutre o elemento fogo

Um circuito funcional equilibrado do elemento madeira nutre seu elemento fogo com a força inicial que flui livremente e o leva ao seu ponto culminante. Para alcançar o equilíbrio nesse elemento, você precisará também das energias da força da madeira. Os outros elementos estão igualmente interagindo com o fogo. Preste atenção também à distribuição de energia em seus outros elementos. Uma atenção ao seu elemento fogo mediante a alimentação antecipa-lhe a certeza de pequenas alegrias. Mas só uma comida equilibrada lhe dará o prazer de uma vida harmoniosa.

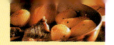

Ilse Fahrnow e Jürgen Fahrnow

Receitas

Os pratos servem quatro porções. As indicações entre parênteses depois dos ingredientes referem-se a cada elemento correspondente (Ma = Madeira, F = Fogo, T = Terra, M = Metal, A = Água).

Risoto dos cinco elementos: o trigo fornece uma força toda especial ao coração.

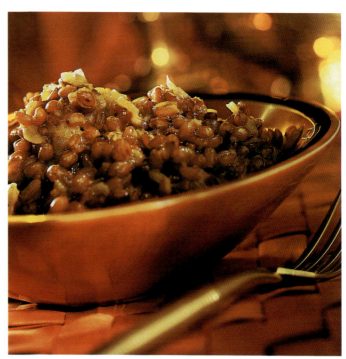

Trigo e cebola reforçam seu elemento fogo – combinados, como neste risoto, mais ainda.

Risoto de trigo com cebolas

As pessoas que precisam de suporte nos elementos fogo e metal sentem-se fortalecidas com esse prato. Ele poderá ajudá-las na convalescença de doenças, em depressões e tensões. Ao comprar os ingredientes, escolha o trigo com menos resíduos, para evitar intolerâncias. Se quiser variar a receita, use também a mesma quantidade de painço.

—— *Os cinco elementos na alimentação equilibrada*

1 Torrar o trigo (F) em uma frigideira seca, sem gordura, por 15 minutos em fogo médio, mexendo sempre.
2 Descascar as cebolas e cortar em cubinhos. Despejar o óleo (T) sobre o trigo torrado e acrescentar as cebolas (M) picadas. Temperar a mistura do trigo com as cebolas, com um pouco de pimenta-do-reino moída (M) e *curry* em pó (M).
3 Acrescentar a água (A) e refogar o trigo por mais 30 minutos com a panela tampada. Desligar o fogo e deixar a mistura descansar por mais 15 minutos.
4 Temperar o risoto com o sal marinho (A), o vinagre de vinho (Ma) e a páprica (F). Se preferir, você poderá também dissolver um pouco o risoto de trigo com creme de leite (T).

250 g de trigo; 1 colher de sopa de óleo; 2 cebolas grandes; pimenta-do-reino moída; curry em pó; 550 ml de água; sal marinho; 1 colher de sopa de vinagre de vinho; páprica; 1 colher de sopa de creme de leite.

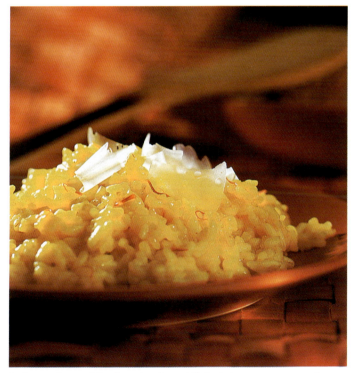

O risoto de açafrão (receita à p. 66) fortalece o seu coração.

65

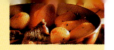

Ilse Fahrnow e Jürgen Fahrnow

Risoto de açafrão

Esse prato fortalece tanto o sistema circulatório do coração (fogo) como também o sistema digestivo (terra). A força do coração é especialmente revigorada. O mau humor desaparece – o aroma do açafrão promove a alegria, e as preocupações (terra) se dissolvem.

500 g de arroz para risoto; 1 cebola; 400 ml de água; 100 ml de vinho branco; 0,4 g de açafrão; 3 colheres de sopa de creme de leite; pimenta-do-reino moída; sal marinho; 1 limão inteiro; páprica; manteiga; queijo parmesão ralado.

1 Torrar o arroz (T) em fogo médio, numa panela sem gordura, por cerca de 12 minutos, mexendo sem parar.
2 Descascar a cebola (M) e cortar em cubinhos. Acrescentar a cebola picada ao arroz torrado.
3 Em um liquidificador, misturar a água (A) e o vinho (Ma) (você poderá substituí-la por um pouco de caldo de carne com vinagre), assim como o açafrão (F), e adicionar ao arroz.
4 Acrescentar um pouco do creme de leite e temperar com pimenta-do-reino moída (M) e um pouco de sal marinho (A).
5 Lavar o limão (Ma), cortar lascas da casca e acrescentá-las ao preparado de arroz na panela.
6 Acrescentar um pouco da páprica (F), tampar e deixar cozinhar por cerca de 10 minutos. Desligar o fogo e deixar o risoto descansar por mais 10 minutos com a panela ainda tampada.
7 Espalhar o creme de leite restante (T) sobre o arroz e polvilhar mais um pouco da pimenta (M). Em seguida, coloque o queijo parmesão (A) sobre o risoto. Apenas no final é que esse prato deverá ser temperado cuidadosamente com mais uma pitada de sal marinho (A).

Salada Libero

Essa salada refrescante ajuda e regula tanto o fígado (madeira) como o coração (fogo) e o estômago (terra). Ela fortalece o Yang e o Qi do coração e produz sucos – uma forma gostosa de ajudar o circuito funcional de seu coração e de seu fígado. Aliás, *libero* significa "livre" ou "liberto" – pois essa salada o livra dos pensamentos negativos.

Os cinco elementos na alimentação equilibrada

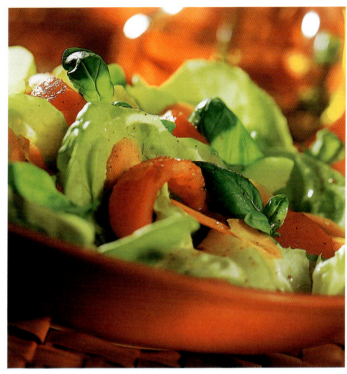

Salada Libero — reforço crocante e fresco do elemento fogo.

1 Lavar bem os corações de alface (Ma). Colocar as folhas mais tenras em uma vasilha e polvilhar com um pouco de páprica (F).
2 Lavar as cenouras (T), cortá-las em tiras finas e acrescentar à salada. Adicionar a pimenta (M) e a água (A).
3 Mergulhar os tomates (Ma) em um pouco de água quente e tirar as peles. Retirar as sementes e cortá--los em oito partes iguais. Acrescentar à salada. Despejar o vinagre (Ma) sobre a mistura.
4 Descascar o pepino (Ma) e cortar ao meio tirando as sementes. Fatiá-lo e misturá-lo à salada, com um pouco de manjericão (F). Espalhar o azeite de oliva, acrescentar mais um pouco de pimenta (M) e temperar cuidadosamente com sal marinho (A).

4 corações de alface; páprica; 2 cenouras; pimenta-do-reino moída; 1 colher de sopa de água; 4 tomates maduros; 3 colheres de sopa de vinagre balsâmico; 1 pepino; 2 macinhos de manjericão; 4 colheres de sopa de azeite de oliva; sal marinho.

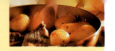

Ilse Fahrnow e Jürgen Fahrnow

Conhecendo o elemento terra

Às quatro estações do ano conhecidas no Ocidente os chineses acrescentaram, há muitos séculos, uma quinta: o alto verão. Correspondendo ao elemento terra, é o tempo da colheita e da realização completa da meta de todo o crescimento. A Mãe Terra, fonte de força nutritiva e mantenedora da vida, torna-se o símbolo de tudo o que representa nutrição.

O alto verão deve ser quente e seco, para que haja uma boa colheita; nosso baço gosta do que é seco e quente. A umidade e o frio perturbam o equilíbrio do elemento terra.

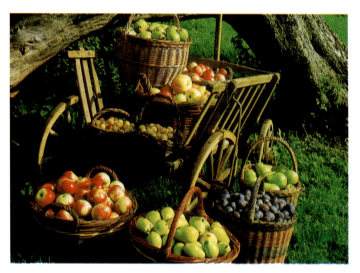

O alto verão é a época da colheita e corresponde ao elemento terra.

Correspondências do elemento terra

No corpo humano o circuito funcional do baço e do pâncreas corresponde ao elemento terra. Em sentido amplo, todos os estágios de processamentos alimentares do organismo estão incluídos nesse caso e correspondem também ao elemento terra, tanto os órgãos do ventre superior quanto o estômago. Quando os chineses falam do "baço", de acordo com os

Os cinco elementos na alimentação equilibrada

ensinamentos dos cinco elementos, eles se referem, ao mesmo tempo, às inúmeras relações interpessoais que nutrem a alma, algo de que precisamos muito para viver.

Os tecidos conjuntivos

O homem alcança sua maturidade pessoal no elemento fogo, porém, no elemento terra, desenvolve a capacidade de "crescer evolutivamente" do "eu" ao "você", isto é, de estabelecer ligações e relacionamentos. O tecido conjuntivo – a estrutura do nosso corpo que liga tudo – simboliza isso no nível biológico. Um fluxo criativo e estimulante de pensamentos completa as correspondências do elemento terra. Quando a força da terra está desequilibrada, os pensamentos ficam estagnados – surgem as preocupações e a pessoa sente-se impedida de seguir o fluxo vital de suas emoções e energias.

Promovendo ordem nos pensamentos

Assim como nosso aparelho digestivo consegue separar os nutrientes valiosos daquilo que não é aproveitável, integrando o que é útil e descartando o que é supérfluo, o mundo de nossos pensamentos também deve ser ordenado. Identificar em que eu sou competente, decidir corretamente, agir com adequação e abandonar o que não me diz respeito – essas são as sabedorias de uma mente tranquila. A oração de um monge oriental resume bem essas ideias:

Senhor, ensina-me
a agir, onde posso agir.
A renunciar, onde nada posso fazer,
E dê-me inteligência para distinguir um do outro.

Uma pessoa tranquila e atenta nesse sentido é centrada e com isso também se torna o ponto central da comunidade humana. Seu bom "pé na terra" torna o encontro com ela benéfico e solidário. Envolvida em relacionamentos satisfatórios, ela vive na harmonia do dar e do receber. Para conhecer melhor sua força da terra, você poderá, num

O dr. Alfred Pischinger descreveu de forma expressiva a capacidade purificadora, clareadora, armazenadora e transmissora de informações do tecido conjuntivo, que ele chamou de "sistema básico".

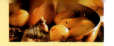

momento de calma, listar todas as suas preocupações e seus temores. Com essa lista em mãos, conscientize-se sobre quais dos problemas, ou dos âmbitos mencionados, você poderá efetivamente desenvolver soluções ativas. Coloque todas as demais (preocupações com outras pessoas, inquietações quanto ao futuro e assim por diante) em uma grande caixa – na sua imaginação – amarrada com uma fita de sua cor predileta. Ofereça esse pacote, com um pedido carinhoso de atenção, àquele nível mais sábio e além de si mesmo: seu anjo da guarda, a força criadora, o cosmo, o destino, ou simplesmente de forma anônima a todas as forças protetoras existentes entre o céu e a terra.

Ruminações e apreensões "emaranham" o baço, dizem os chineses. No Ocidente também existe a crença de que muitas doenças do estômago (gastrites, úlceras) têm a ver com preocupações não digeridas. Um elemento metal harmonioso ajuda a eliminar os pensamentos supérfluos (ver p. 78).

Sinais de desequilíbrio no elemento terra

- Todas as doenças que surgem em consequência do tempo frio e úmido ou do mormaço úmido, por exemplo, resfriados, gripes, problemas estomacais e intestinais, friagens e enfermidades.
- Todas as doenças do ventre superior e do estômago: por exemplo, diabete, perturbações metabólicas, inflamações estomacais, acidez estomacal, flatulências, sensação de empanturramento e estufamento, enjôos, vômitos etc.
- Doenças do tecido conjuntivo, fraquezas dos tecidos conjuntivos, enfermidades reumáticas, processos inflamatórios e escórias de metabolismo no tecido conjuntivo.
- Afecções da boca: acidez, aftas, problemas gengivais, inflamações da mucosa bucal e herpes labial.
- Obesidade e magreza, perturbações alimentares como inapetência ou bulimia.
- Sensação de empanturramento e cansaço principalmente após as refeições.
- Acessos de apetite irresistível.
- Preferência extrema ou rejeição por tudo o que é doce.
- Tendência a ruminar os problemas e a se preocupar demais.

Os cinco elementos na alimentação equilibrada

Com a ajuda do teste a seguir, você poderá saber se seu elemento terra está equilibrado no presente momento. Um equilíbrio precário no elemento terra pode ser restaurado com uma alimentação de predominância Yang, aquecedora. Quando o elemento terra está em harmonia, ele lhe dá a doce sensação de uma tranquilidade apaziguadora, relacionamentos satisfatórios e o fluxo livre de pensamentos harmoniosos e criativos. Ao constatar um desequilíbrio, siga as recomendações por duas ou três semanas e depois faça o teste novamente. Conte quantas das afirmações seguintes lhe dizem respeito no momento atual. Para cada resposta "sim" acrescente um ponto.

Para reforçar o fluxo livre de sua energia em terra e seu "apoio na terra", coloque as mãos por 20 minutos na parte interna de seus joelhos, diariamente, uma ou duas vezes ao dia. Nesse local encontram-se pontos importantes de acupuntura do meridiano do baço e do estômago, que podem ser estimulados pela energia do calor das mãos.

Teste: meu elemento terra está equilibrado?

- Sinto-me frequentemente desanimado e cansado.
- Minhas mãos e meus pés em geral estão desagradavelmente frios.
- Muitas vezes sofro de empanturramento e flatulências após as refeições.
- É comum pensar nos problemas durante muitos dias, sem encontrar uma solução satisfatória.
- Costumo ter acessos de fome exagerada.
- Sou capaz de comer doces sem parar, mesmo que depois me sinta mal.
- Quando estou acordado à noite costumo pensar nas coisas não-resolvidas e questões em aberto, e depois não consigo mais adormecer.
- Em geral sinto fome de novo, logo depois de comer.
- Com frequência minhas pernas ficam pesadas e inchadas.
- Depois das refeições sinto-me abatido e esgotado.
- Costumo estar acima do peso e nem com muita disciplina consigo perder os quilos a mais.
- Para mim é difícil manter relações alegres e harmoniosas com outras pessoas, mesmo ansiando muito por isso.

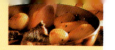

Ilse Fahrnow e Jürgen Fahrnow

Avaliação:

1-6 pontos: seu elemento está momentaneamente desequilibrado. Coma muitos alimentos da categoria "neutra", "morna" e "quente" do elemento terra e só inclua muito raramente os alimentos frios e gelados. Saboreie com frequência uma refeição e uma bebida mornas, e incremente a alimentação com componentes Yang (ver "Dicas de saúde para o tipo Yin", à p. 19)

7-12 pontos: seu elemento terra desequilibrou-se. Concentre-se nos alimentos neutros, mornos e quentes do elemento terra. Renuncie ao leite de vaca e aos produtos lácteos (com exceção da manteiga e do creme) e também às comidas e frutas cruas. Sua nutrição deve ser sempre cozida e conter muito Yang (ver "Dicas de saúde para o tipo Yin", à p. 19). Caso você deseje muito comer os alimentos das categorias "frio e gelado", então enriqueça-os com o Yang antes de consumi-las (adicionar o calor e reduzir a umidade; ver "Incremente seu plano alimentar com componentes Yang", à p. 22). Atente para a tranquilidade e o tempo suficiente para usufruir suas refeições de forma relaxada. Seguindo essas recomendações, em duas ou três semanas seu elemento terra voltará ao equilíbrio energético. Para verificar, faça novamente o teste. Se depois desse período os resultados não se alterarem, procure um especialista com experiência em MTC.

A luta contra os doces e a consciência pesada por causa das numerosas guloseimas pouco saudáveis pertencerão ao passado, quando seu plano alimentar for enriquecido com os alimentos naturalmente doces do elemento terra.

Equilíbrio de energia no elemento terra

Com os alimentos que apresentaremos aqui você beneficiará seu baço e fornecerá ao seu elemento terra um fluxo harmonioso de energia. Desse modo, seu elemento terra poderá inserir-se no circuito de todos os elementos e fornecer-lhe a sensação benéfica de aconchego terreno e boa nutrição. Você costuma sentir uma forte vontade espontânea de comer doces? É um grito de socorro de seu elemento terra, que está sofrendo com uma grande carência de energia. Seu corpo está lhe enviando sinais para que, mediante a escolha dos alimentos, você o ajude a obter novas energias. Considere essa mensagem, assim com certeza você será recompensado com um maior bem-estar. Os alimentos do elemento terra são predominantemente doces. Como eles absorvem inúmeros nutrientes neutros, mornos e quentes da

Os cinco elementos na alimentação equilibrada

terra, a necessidade que você sente de guloseimas industrializadas certamente diminuirá. Assim, sem muita disciplina e renúncia, você poderá equilibrar novamente o seu elemento terra.

Alimentos do elemento terra

Frio/gelado	Neutro	Morno/quente
óleos e gorduras	painço	trigo
ervilhas	batata	erva-doce
laticínios	carne de vitela	carne bovina
pera	tâmara	nozes

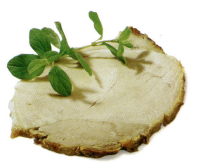

Fortaleça o elemento terra com a alimentação

Hoje nosso aparelho digestivo está submetido a múltiplas tensões. Refeições rápidas, produtos de *fast-food*, aditivos químicos nos alimentos, alimentos que perderam seu valor nutritivo por causa do transporte em longas distâncias, uma vida agitada, preocupações – tudo isso enfraquece o Qi do baço e do estômago. Para equilibrar o seu elemento terra você deveria acostumar-se a comer com calma e prazer.
Para sua estabilização, um elemento terra enfraquecido precisa de um elemento fogo igualmente equilibrado, como alimentador. E o elemento metal subsequente deverá estar suficientemente abastecido para não fornecer energia demais à terra.

Alimentos frescos cuidadosamente selecionados e preparados com carinho formam a base de uma boa cozinha. Nos mosteiros budistas da Ásia só podem trabalhar na cozinha os monges que alcançaram um grau muito elevado de harmonia espiritual. Isso porque a energia do cozinheiro flui para a comida... "O amor passa pelo estômago", "Nós somos o que comemos" – até mesmo os ditados de nossa cultura atestam o significado de uma alimentação selecionada com critério e corretamente preparada.

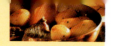

Ilse Fahrnow e Jürgen Fahrnow

Receitas

Os pratos servem quatro porções. As indicações entre parênteses depois dos ingredientes referem-se a cada elemento correspondente (Ma = Madeira, F = Fogo, T = Terra, M = Metal, A = Água).

Batatas segundo os cinco elementos: o importante é a sequência de adição dos ingredientes.

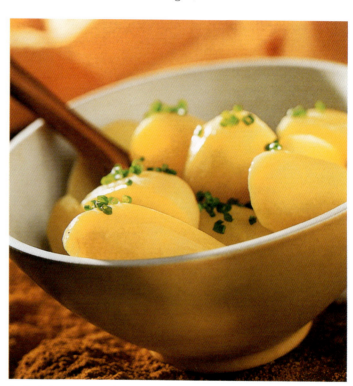

As batatas preparadas segundo o ciclo dos cinco elementos reforçam seu elemento terra.

Batatas bem temperadas

Desde a introdução das batatas na Europa, no século XVIII, esse alimento com ênfase do elemento terra é muito apreciado. De fato, as batatas fortalecem tanto o Yin quanto o Yang no elemento terra, produzem sucos e fortalecem o Qi. As batatas são adequadas para uma refeição leve, principalmente para convalescentes, servem como dieta para infecções estômaco-intestinais e contêm muitos carboidratos.

Os cinco elementos na alimentação equilibrada

1 Lavar as batatas (T), descascá-las, cortá-las ao meio e colocá-las numa panela. Descascar o dente de alho (M) e colocá-lo na panela com a noz-moscada (M).
2 Colocar a água (A) e adicionar cuidadosamente o sal marinho (A). Adicionar o suco de limão (Ma) e os grãos de zimbro ou uma pitada de páprica (F) às batatas.

3 Cozinhar as batatas em panela tampada por cerca de 20 minutos. Adicionar a manteiga (T) e temperar tudo com pimenta-do-reino moída (M).
4 Lave a cebolinha (M), corte-a em rodelinhas e espalhe sobre as batatas prontas. Por último, acrescente cuidadosamente um pouco mais de sal marinho (A).

800 g de batatas; 1 dente de alho; 1/4 de noz-moscada; 800 ml de água; sal marinho; 1 colher de sopa de suco de limão; 2 grãos de zimbro ou 1 pitada de páprica; 1 colher de sopa de manteiga; pimenta-do-reino moída; um maço de cebolinha.

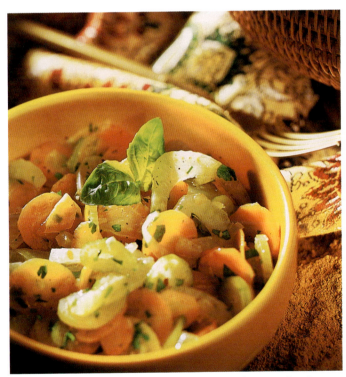

A combinação de erva-doce com cenoura reforça o circuito funcional do baço (receita na página seguinte).

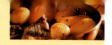

Ilse Fahrnow e Jürgen Fahrnow

Erva-doce e cenoura

Essa verdura agradavelmente adocicada e picante contém tudo de que o nosso elemento terra, o baço e o estômago precisam. Se você, como tipo Yin, precisar de mais calor, coma-a à vontade. Essa receita é adequada também para uma agradável redução de peso. Coma à vontade – seus quilos serão perdidos bem devagar (supondo-se que você também preste atenção ao equilíbrio nos outros elementos). As crianças e os convalescentes poderão se beneficiar muito com esse prato.

2 bulbos de erva-doce; 8 cenouras; 1 colher de sopa de manteiga; pimenta-do-reino moída e em grão; 1 cebola; 1 dente de alho; sal marinho; 1 colher de sopa de suco de limão; 1 maço de salsa lisa; manjericão fresco.

1 Cortar os bulbos de erva-doce (T) ao meio, deixando o talo. Lavar a erva-doce e cortar em tirinhas transversais pequenas. Limpar as cenouras (T), lavá-las e ralá-las, ou cortá-las em tiras.
2 Levar uma panela grande com tampa ao fogo médio, colocar a manteiga (T) e acrescentar a erva-doce e a cenoura. Temperar com pimenta-do-reino moída (M) e em grão (M); provar.
3 Descascar a cebola (M) e o dente de alho (M), cortar em cubinhos e acrescentar à panela. Refogar por cerca de 10 minutos, mexendo de vez em quando.
4 Temperar com sal marinho (A) e suco de limão (Ma). Lavar a salsa (Ma), tirar as folhinhas dos talos, picar e adicionar à mistura.
No final, decorar o prato com folhas bem lavadas de manjericão (F).

Painço com limão e pimenta-verde

Outra saborosa possibilidade de redução de peso assim como um bom suavizante do trato estômaco-intestinal é esse prato de painço. Ele reestrutura o Yang dos rins e do baço e fortalece o Qi desses órgãos. Coma o quanto desejar, pois ele revigora todas as energias vitais de seu corpo. A energia dos rins (elemento água) também é fortalecida por sua ingestão, assim como o circuito funcional do baço (elemento terra).

Os cinco elementos na alimentação equilibrada

1 Colocar o painço (T) em uma panela quente e torrar por cerca de 12 minutos em fogo médio, mexendo sempre. Quando ele adquirir pontinhos escuros e seu cheiro for semelhante ao do pão fresco, acrescentar os grãos de pimenta-verde (M) e abafar com um pouco de água (A).

2 Lavar o limão (Ma), ralar a casca e adicionar ao painço. Acrescentar as cerejinhas (F) e refogar tudo com a panela tampada por 20 minutos. Desligar o fogo e deixar descansar por cerca de 10 minutos.

3 Espalhar a manteiga ou o óleo de nozes (T) a gosto, por cima do preparado, e polvilhar com um pouco de pimenta-do-reino (M) e sal marinho (A).

250 g de painço; 15 g de grãos de pimenta-verde; 600 ml de água; 1 limão inteiro; 5 cerejinhas pretas; um pouco de manteiga ou óleo de nozes; pimenta-do-reino moída e em grão; sal marinho.

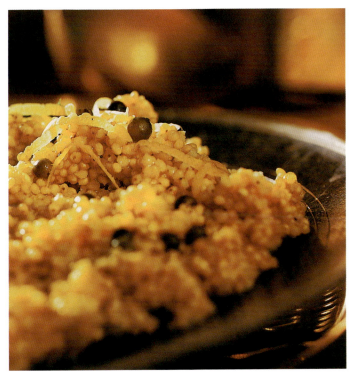

O painço pertence à categoria dos alimentos neutros no elemento terra.

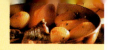

Ilse Fahrnow e Jürgen Fahrnow

Conhecendo o elemento metal

O alto verão se foi, chega o outono, e com ele o clima seco. As folhas e as flores murcham e caem no chão para se transformar em húmus durante o inverno. A energia do outono é a força da despedida – luto e tristeza repousam sobre o verão que passou – e chega a preparação para o grande silêncio invernal.

No outono a natureza se prepara para o inverno – deixe o tempo passar calmamente para lamentar um pouco o término do verão.

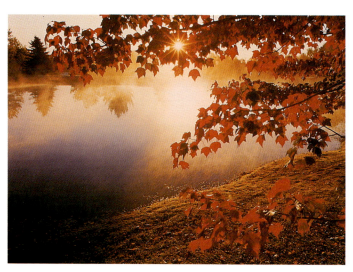

Apesar das belas cores, o outono – estação do elemento metal – indica a despedida.

Correspondências do elemento metal

O sistema de correspondências dos cinco elementos atribui ao elemento metal a equivalência da estação do outono; no nível corporal ele corresponde ao circuito funcional do pulmão. Um suspiro no momento da despedida, o eterno ritmo do inspirar e do expirar, o último suspiro, com o qual a vida se esvai – essas são as características do outono, que ao lado da despedida anuncia também um novo começo, a passagem confiante de uma etapa à outra.

— Os cinco elementos na alimentação equilibrada

O elemento da tristeza
Aquele que em tempos de tristeza mergulha na preocupação, perde o ânimo, hesita diante da passagem a uma nova etapa, vivencia a desarmonia no elemento metal. Uma tristeza desmedida danifica o pulmão, assim como a seca excessiva perturba, no nível externo, o equilíbrio do elemento metal. A tristeza é a característica emocional desse elemento. E, como toda emoção, a tristeza também deveria assumir seu lugar, sempre que fosse necessária uma despedida. Depois de um tempo de introversão do ser e do silêncio, tudo o que é vivo, toda a alegria de viver, reinvidica novamente seus direitos. As pessoas que permanecem tristes durante anos, e portanto não conseguem mais sentir a própria vitalidade, experimentam uma estagnação no elemento metal. O fluxo das forças que as levaria à fase seguinte está totalmente bloqueado.

Identifique emoções e aceite-as
Experimente ouvir o seu interior num momento de introspecção, para descobrir quais de suas emoções – talvez tristeza ou raiva – não têm encontrado espaço dentro de você. Então, pegue essa sensação e, como se fosse uma hóspede, receba-a carinhosamente "em sua casa", em sua alma. Escute o que essa hóspede tem a lhe dizer, as sabedorias da vida que ela pode lhe ensinar. E permita-lhe acrescentar ao seu ser todas as suas características.

A tristeza e a despedida, assim como o aborrecimento e a raiva, pertencem, na cultura ocidental, aos sentimentos socialmente considerados negativos. Logo cedo se ensina às crianças que o choro e a tristeza evidente são expressões indesejáveis. Esse "treinamento emocional" é ministrado principalmente aos mais jovens, o que mais tarde provoca muitas tensões em adultos, porque as emoções sempre reprimidas ficam acumuladas.

Segundo a escola tradicional chinesa, o metal controla a madeira. De forma análoga, a tristeza e a depressão costumam mascarar uma raiva não confessada e consequentemente não vivenciada.

"... pois então, ó coração, despeça-se e restabeleça-se!"

Hermann Hesse

79

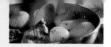

Ilse Fahrnow e Jürgen Fahrnow

Transformação e transcendência: um elemento metal equilibrado abre, com sua energia, a porta das experiências espirituais e dos níveis sutis que estão além do mundo concreto perceptível.

Sinais de desequilíbrio no elemento metal

- Todas as doenças que nos transmitem a sensação de "chegar ao limite", tudo o que torna perceptível a necessidade de mudança.
- Todas as enfermidades das vias respiratórias: sinusites agudas ou crônicas, corizas e tosse, infecções gripais agudas; e bronquite espástica, bronquite crônica, infecções pulmonares, asma, distensões do diafragma, que levam a sensações de falta de ar, hiperventilação (respiração rápida decorrente da tensão nervosa), tuberculose pulmonar.
- As doenças do intestino grosso: tendências a diarreias ou a prisão de ventre, disbiose (má distribuição do suco digestivo) com o consequente enfraquecimento imunológico, doenças fúngicas do intestino com fortes flatulências.
- Afecções que surgem regularmente no outono: a "depressão outono-inverno", asma das estações frias do ano, gripes, doenças cutâneas.
- As doenças que têm a ver com o ar seco: pele e mucosas secas, secura nos olhos, no nariz e na boca, ressecamento dos produtos digestivos (prisão de ventre), tosse seca.
- Enfermidades da pele e das mucosas: eczemas e fungos secos (se houver coceiras muito intensa eles correspondem ao elemento madeira), infecções e formações de pus na pele (acne, impetigo, furúnculos), dificuldade de cicatrização da pele em ferimentos, descamações, vermelhidões, irritações, "pele sensível".
- Transtornos e perturbações da personalidade, que surgem com a tristeza e o desgosto: desânimo, timidez, suspiros frequentes, pessimismo, humor depressivo com desejos de retraimento, dificuldades de adaptação a novas etapas da vida com o consequente abandono das coisas velhas, mania de acumular coisas (não conseguir jogar nada fora).
- Necessidade extrema ou rejeição do sabor picante.

Os cinco elementos na alimentação equilibrada

Com a ajuda do teste a seguir, você ficará sabendo se o seu elemento metal está em equilíbrio no momento atual, ou se ele precisa de auxílio e de um planejamento alimentar. Se você descobrir alguma deficiência de energia em seu elemento metal, alimente-se por algum tempo seguindo recomendações citadas a seguir. Ao repetir o teste depois de algumas semanas, você descobrirá que o elemento metal estará mais bem equilibrado, graças à alimentação correta. Conte quantas das afirmações lhe dizem respeito. Para cada resposta "sim" conte um ponto.

Teste: meu elemento metal está equilibrado?

- Sofro frequentemente de doenças das vias respiratórias (corizas, tosse, inflamações purulentas dos _sinus_).
- Meu sistema imunológico está enfraquecido.
- Sinto-me constantemente triste e angustiado.
- Tenho grande necessidade de comidas apimentadas.
- Sofro muito de diarreias ou de prisão de ventre.
- Minha digestão (consistência das fezes e frequência da evacuação) é irregular.
- Toda despedida é dolorosa para mim.
- Não suporto comidas apimentadas de jeito nenhum.
- Minha pele é seca e as mucosas ressecadas.
- Muitas vezes tenho excesso de muco, mesmo sem estar resfriado.
- Meus amigos dizem que suspiro com frequência.
- Meu tom de voz é muito baixo.

Se você contrai uma infecção após a outra, provavelmente seu sistema imunológico está muito fraco. Fortaleça-o reforçando o seu elemento metal!

Avaliação

1-6 pontos: seu elemento metal está momentaneamente desarmonioso. Escolha alimentos neutros e refrescantes do elemento metal como base de seu plano alimentar. Os alimentos das outras categorias podem ser utilizados de forma complementar. Caso você se sinta muito cansado e sem energia, tempere seus pratos regularmente com um pouco de condimentos apimentados para fornecer energia ao seu elemento metal.

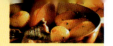

Ilse Fahrnow e Jürgen Fahrnow

7-12 pontos: seu elemento metal está – pelo menos nos últimos tempos – desequilibrado energeticamente. Tempere sua comida por algum tempo com um condimento apimentado que seja agradável para você e preste atenção para a sua exata necessidade atual. Dê preferência aos alimentos das categorias "neutro" e "frio" do elemento metal (ver pôster anexo), caso você se sinta frequentemente nervoso e intranquilo. Se você se sentir muito cansado e exaurido, então escolha como ponto forte do seu plano alimentar alimentos neutros e mornos do elemento metal. Além disso, uma terapia respiratória poderá ajudar seu Qi dos pulmões.

"Na respiração existem duas bênçãos: inspirar o ar e depois expirá-lo. O primeiro pressiona, o segundo alivia; tão maravilhosa é a mistura da vida. Agradeça a Deus quando Ele o pressiona, e agradeça-Lhe também quando Ele o alivia."

Johann Wolfgang von Göethe, "Talismane"

Equilíbrio de energia no elemento metal

Seu elemento metal (e também o circuito funcional de seus pulmões) vai lhe agradecer o fornecimento da alimentação correta correspondente, promovendo-lhe uma nova sensação de bem-estar. E com o relaxamento emocional no elemento metal (ler também as pp. 115-22), em cada despedida, em cada liberação do que é velho, você aprenderá a descobrir, nas coisas que há muito já passaram, a dádiva de um novo começo. A força do elemento metal poderá então lhe mostrar o tempero picante da vida e ajudá-lo a vivenciar de forma positiva as leis da eterna transformação.

A respiração correta produz novas energias

A respiração correta poderá ajudar seu elemento metal, por exemplo, produzindo novas forças a cada inspiração, e a cada expiração expelindo tudo aquilo de que você não precisa mais para viver, tudo o que se tornou supérfluo, e abrir espaço para o novo, para uma nova fase da vida.

O elemento metal cria a força interligada do meio (do elemento terra). E o elemento água que, no ciclo, vem logo em seguida, completa o processo de transformação e permite o surgimento de mudanças, isto é, a entrada em uma nova fase da vida.

Os cinco elementos na alimentação equilibrada

Alimentos do elemento metal

Frio/gelado	Neutro	Morno/quente
arroz tipo longo	agrião	alho-poró
cebola	aipo	mostarda
rabanete	pêssego	cravo
nabo	ganso	galinha
coelho	cabrito	*curry*
hortelã	segurelha	raiz-forte
couve-rábano		veado

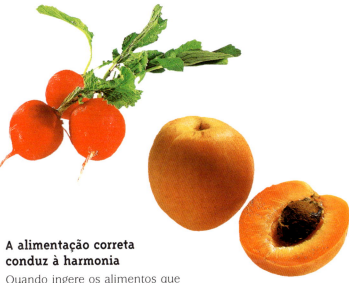

A alimentação correta conduz à harmonia

Quando ingere os alimentos que fortalecem o elemento metal e estimulam suas funções, você influi positivamente no elemento seguinte, que é a água. Naturalmente, um elemento terra equilibrado, que alimenta o elemento metal, é importante para uma alimentação balanceada. Um pouco de tempero apimentado pode produzir uma compensação energética no elemento metal. O corpo e a alma se recuperam, entregam-se ao fluxo contínuo da vida e se preparam para a viagem por caminhos desconhecidos, em direção a novas fases da vida.

O tempero da vida se torna perceptível quando você equilibra harmoniosamente seu elemento metal. As comidas picantes abrem as narinas e os pulmões para o aroma da liberdade.

83

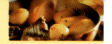

Ilse Fahrnow e Jürgen Fahrnow

Receitas

Os pratos servem quatro porções. As indicações entre parênteses depois dos ingredientes referem-se a cada elemento correspondente (Ma = Madeira, F = Fogo, T = Terra, M = Metal, A = Água).

! Os rabanetes reforçam seu elemento metal de forma ideal.

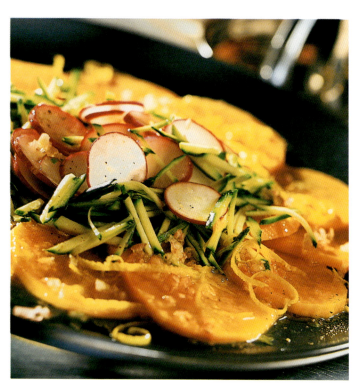

A saborosa salada de batata-doce e rabanete reforça seu elemento metal.

Salada de batata-doce

Com essa salada de batata-doce e rabanete você poderá alimentar o elemento metal, assim como a "mãe" desse elemento, a terra. Mediante um baço-Yang bem fortalecido (elemento terra), o Qi e os sucos do pulmão (elemento metal) também se revigoram. As doenças persistentes e enfraquecedoras das vias respiratórias recebem, por intermédio dessa combinação, um bom suporte para a cura.

Os cinco elementos na alimentação equilibrada

1 Lavar as batatas (T), descascá-las e cortar em fatias finas. Colocar numa peneira e levar para cozer no vapor sobre uma panela com água fervente. Deixar cozinhar por cerca de 3 a 4 minutos; retirar e distribuir em círculos sobre os pratos.
2 Colocar 1 colher de sopa de azeite (T) sobre as batatas em cada um dos pratos e temperar com bastante pimenta (M), pouco sal (A) e vinagre balsâmico (Ma).
3 Cortar ou ralar a casca do limão bem lavado em lascas finas (Ma) e decorar as batatas.

Polvilhar com um pouco de páprica (F).
4 Lavar a abobrinha (T), descascar e cortá-la em tiras finas longitudinalmente. Colocar as tirinhas sobre a salada e respingar suco de laranja (T) sobre os pratos.
5 Colocar o restante do azeite (T) numa tigela, descascar as cebolas (M), cortar em cubinhos ou em rodelas e acrescentar. Distribuir essa mistura sobre a salada.
6 Lavar os rabanetes (M), limpá-los e fatiá-los. Espalhá-los sobre a salada e salgar tudo cuidadosamente (A).

2 batatas-doces; 6 colheres de sopa de azeite de oliva; pimenta-do-reino moída; sal marinho; vinagre balsâmico; 1 limão inteiro; páprica em pó; 1 abobrinha; 2 colheres de sopa de suco de laranja fresco; 2 cebolas; 2 maços de rabanete.

Salada de rabanetes

Essa salada refrescante limpa as vias respiratórias e faz o Qi dos pulmões fluir livremente. Os bloqueios se dissolvem, o seu elemento metal pode alinhar-se no ciclo dos elementos e alimentar os rins (água).

1 Lavar os rabanetes (M), limpá-los e cortar em fatias. Colocar nos pratos e polvilhar com um pouco de pimenta (M), sal (A) e adicionar um pouco de vinagre (Ma).
2 Fazer coroas nos pratos com as folhinhas do aipo (Ma) e polvilhar com páprica (F). Lavar a rúcula (F) e cortar fininho, colocando um pouco no centro de cada coroa.
3 Lavar as cenouras (T), descascá-las, cortá-las em tiras e distribuir nos pratos.

4 Lavar as cebolinhas (M), picá-las colocá-las sobre as tiras das cenouras e temperar tudo com _curry_ (M).
5 Colocar sobre cada prato 1 colherinha de água (A) com um pouco de suco de limão (Ma). Circundar a salada de rabanetes com folhas de rúcula (F) e espalhar azeite de oliva por cima (T). A salada poderá ainda ser temperada a gosto com mais um pouco de sal marinho (A) e pimenta-do--reino (M).

2 maços de rabanete; pimenta-do-reino moída; 2 pitadas de sal marinho; 2 colheres de sopa de vinagre; folhinhas de aipo; páprica em pó; 1 maço de rúcula; 2 cenouras; 1 maço de cebolinhas; 2 pitadas de curry em pó; 4 colheres de chá de água; suco de limão; rúcula; 2 colheres de sopa de azeite de oliva.

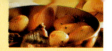

Ilse Fahrnow e Jürgen Fahrnow

Combine os pratos entre si. Por exemplo, a salada de rabanetes acompanhando peitos de frango.

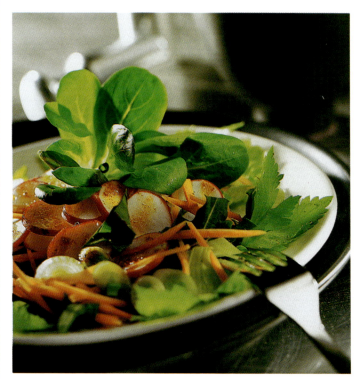

Rabanete e rúcula completam-se extraordinariamente nesta salada (receita à p. 85).

Peito de frango de leite sobre batatas amassadas

O saboroso peito de frango com batatas amassadas fortalece o baço e o estômago (elemento terra) e estimula a energia dos pulmões (elemento metal). O circuito funcional dos pulmões se beneficia duplamente: com o peito de frango do elemento metal e indiretamente com o ciclo de alimentação por meio do elemento terra.

Esse prato é uma excelente refeição para os primeiros dias frios de outono, pois pelo Qi assim fortalecido dos pulmões – segundo o ponto de vista da Medicina Tradicional Chinesa –, os fatores de desencadeamento de doenças são mantidos longe do organismo.

Os cinco elementos na alimentação equilibrada

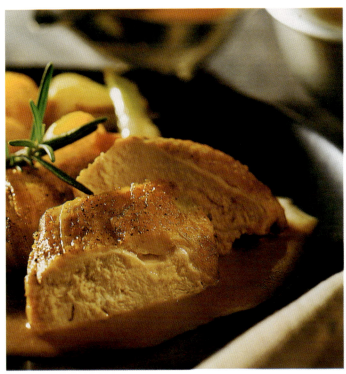

Peitos de frango servidos com molho e batatas.

1 Lavar as batatas (T), descascá-las, cortar em quatro. Limpar as cenouras (T), cortar em pedacinhos. Colocar ambas em uma panela. Descascar 1 dente de alho (M) e 1 cebola (M) e acrescentar a água (A), temperando com sal (A), limão (Ma) e páprica (F). Cozinhar por 30 minutos. Desligar o fogo.
2 Colocar o leite (T) e 100 ml de creme de leite (T) sobre as batatas. Dourar 2 colheres de sopa de manteiga (T) em uma frigideira e espalhar sobre as batatas. Temperar com pimenta (M), sal (A) e amassar. Manter aquecido no forno a 75 graus.
3 (Novo ciclo): Numa frigideira aquecida, derreter o restante da manteiga (T) e adicionar a pimenta (M). Colocar os peitos de frango (M) com pele, virados para baixo. Descascar o restante do alho (M) e da cebola (M), e acrescentar. Fritar o frango por 12 minutos. Retirar, adicionar o sal. Dissolver o molho na frigideira com o caldo (A). Adicionar o vinho (Ma), o alecrim (F) e a páprica (F), e engrossar com o restante do creme de leite (T).

800 g de batata bem cozida, quase desmanchando; 400 g de cenoura; 3 dentes de alho; 3 cebolas; 600 ml de água; sal marinho; suco de limão; páprica em pó; 200 ml de leite; 120 g de creme de leite; 3 colheres de sopa de manteiga; pimenta-do-reino em pó, 4 peitos de frango; 200 ml de caldo (ou água); 200 ml de vinho branco; 1 ramo de alecrim.

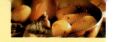 *Ilse Fahrnow e Jürgen Fahrnow*

Conhecendo o elemento água

No inverno, quando toda a natureza parece ter morrido, a Terra armazena forças para um novo ciclo de crescimento. A escuridão e o frio protegem a vida ainda invisível até a nova primavera. Mas frio demais a ameaça. A água congela e se transforma em gelo – então o elemento água fica bloqueado.

A vida surgiu na água: ocultos na escuridão, rodeados de água, homens e animais completam seu ciclo até o nascimento; as sementes das plantas germinam escondidas na terra úmida. A água é o elixir da vida, que torna nosso planeta verde e fecundo.

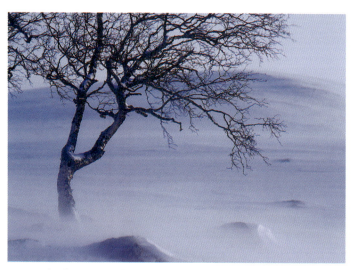

Na escala dos cinco elementos, o inverno, o frio e a neve pertencem ao elemento água.

Correspondências do elemento água

Segundo a tradição chinesa, o elemento água, no corpo humano, corresponde ao circuito funcional dos rins. Os rins – órgãos de filtragem e purificação da água – abrigam a força vital transitória, o Qi.

Toda pessoa preserva-se do esgotamento com uma quantidade limitada de força vital. Ela se armazena nos rins como numa pequena vasilha; e é bom lidar de forma

Os cinco elementos na alimentação equilibrada

prudente com esse tesouro, ao longo de toda a vida. Até mesmo a força da criação de novas vidas situa-se nos rins. A energia dos rins transmitida por herança só pode ser complementada de duas maneiras: pela respiração e pela ingestão de alimentos. Por isso, em qualquer caso vale a pena estabilizar seu elemento água por meio da alimentação, já que um circuito funcional fortalecido dos rins é a promessa de uma vida longa, sadia e realizada.

O elemento do medo

Quando o seu elemento água se desequilibra, é porque alguma coisa "atacou seus rins". Assim sua segurança fica abalada – e a consequência são o medo e a angústia. No entanto, o medo perturba a força dos rins, e um elemento água em desarmonia mantém o medo presente. A vida fica "salgada" ou, então, ao contrário, falta-lhe o "sal da vida". Pessoas amedrontadas, que "viram de costas para a parede", experimentam a carência de energia do elemento água. O meridiano da bexiga (o condutor de energia no corpo humano que pertence ao elemento água, como também o meridiano dos rins), na qualidade de mais longo meridiano de energia de nosso corpo, passa pelas costas inteiras e desce pelas pernas até os tendões do tornozelo.

Medo e angústia a princípio são emoções biologicamente protetoras e preservadoras da espécie. O medo e a fuga no momento certo garantem a vida. Mas o medo exagerado é limitante — nesse caso os alimentos equilibrantes de sabor salgado ajudam muito.

O nascimento dinâmico

Rins bem protegidos e aquecidos nos dão a vitalidade de que precisamos para conquistar nosso lugar na vida. Por outro lado, o medo e a intranquilidade constantes – sinais de um circuito funcional dos rins desequilibrado – nos impedem de vivenciar e usufruir efetivamente a vida.

Presos no elemento água, evitamos dar o passo necessário do nascimento dinâmico. O "nascimento dinâmico" representa a irrupção e o novo começo, e isso exige sempre muita coragem e força. Todas as forças vitais buscam a luz e, depois, tentam concretizar a força da primavera no elemento madeira subsequente. Mas, ao nos mantermos amedrontados, com nossas forças vitais escondidas na escuridão, só vivenciamos uma parte do nosso potencial e, timidamente e em vão, sonhamos com as oportunidades perdidas, talvez ao longo de toda a vida.

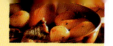

Ilse Fahrnow e Jürgen Fahrnow

Uma imagem para a correspondência do elemento água: o coelho. Os coelhos têm rins muito pequenos, mas grandes orelhas, precisam fugir frequentemente e têm grande capacidade de procriar.

Sinais de desequilíbrio no elemento água

- Doenças que surgem em decorrência do frio ou da temperatura baixa: resfriados, doenças da bexiga e dos rins, calafrios em geral, pés e mãos frios, asma, a qual piora com o frio (essa perturbação se refere tanto ao elemento água como ao elemento metal).
- Dores nas costas e problemas de hérnia de disco, principalmente das vértebras inferiores da coluna vertebral.
- Todas as enfermidades das vias urinárias, por exemplo, doenças da bexiga (bexiga irritada, infecções urinárias), nefrites e infeções da pelve renal, insuficiência renal, infecções frequentes das vias urinárias descendentes, cálculos renais e cólicas renais.
- Afecções dos ouvidos, por exemplo: zumbidos, redução de audição, dificuldade de audição, otoesclerose (endurecimento dos ossinhos do ouvido).
- Doenças dos ossos, osteoporose, infeções dos ossos, tendências a fraturas e demora na sua reconstituição.
- Medos e temores, fobias (medos limitantes diante de multidões, animais, recintos fechados, grandes espaços, grandes altitudes, como torres panorâmicas, hospitais, pontes), humor básico atemorizado, medos existenciais (principalmente quando não existe uma razão aparente), temores relativos à saúde (própria e de parentes), tendência aos sustos, medo de provas, temor diante de situações novas, síndrome de pânico.
- Todas as doenças e os problemas que surgem no inverno: resfriados, afecções da bexiga e dos rins, tosse e asma, doenças cutâneas que pioram no inverno (escamações, psoríase, que pertencem, por exemplo, tanto ao elemento água quanto ao elemento metal).
- Preferência extrema ou rejeição pelo sabor salgado.

Os cinco elementos na alimentação equilibrada

Se você quiser pesquisar a psicologia de seu elemento água, empregue um pouco mais de tempo para tentar descobrir quais dentre suas ideias e metas ainda cochilam no escuro e por que até agora você não ousou concretizá-las. Imagine uma pequena fada emprestando-lhe todas as qualidades de que você precisa para dar os primeiros passos: coragem, autoconfiança, esperança, curiosidade pela vida... Passe internamente um pequeno filme, no qual você possa visualizar sua meta já alcançada. Desenvolva esse filme com a maior beleza possível. Imagine o que seus amigos e parentes vão dizer ao verem você vivenciar tudo isso. Imagine como você se sentirá ao alcançar sua meta. Usufrua a sensação de saber que no Universo existe tudo o que você deseja. Alegre-se com sua primavera, que florescerá do elemento água fortalecido.

Com o teste a seguir, você poderá saber se o seu elemento água está equilibrado no presente momento ou se precisa de uma ajuda por meio do aquecimento e da nutrição. Se for esse o caso, siga por algum tempo as recomendações da avaliação e depois repita o teste.

Conte quantas das afirmações a seguir lhe dizem respeito. Para cada resposta "sim" conte um ponto.

"Onde há perigo, também existe salvação."

Friedrich Hölderlin

Teste: meu elemento água está equilibrado?

- Eu costumo resfriar-me facilmente.
- Eu preciso de muito sal (ou gostaria de usar bastante sal).
- Tudo o que é novo me assusta.
- Sofro de esgotamento crônico.
- Eu gostaria de ter mais desejos eróticos.
- Muitas vezes sinto dores na coluna.
- Urino frequentemente.
- Quando sinto frio, minha bexiga logo fica irritada.
- Meus amigos dizem que sou medroso.
- Tenho suores noturnos seguidos de sensações de frio.
- Sinto frio rapidamente e preciso sempre de um agasalho a mais.
- Amo temperaturas externas mais elevadas.

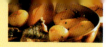

Ilse Fahrnow e Jürgen Fahrnow

Avaliação:

1-6 pontos: seu elemento água está numa fase de desequilíbrio provavelmente passageira. Coma todos os dias alimentos das categorias "neutro", "morno" e "quente" do elemento água, e só excepcionalmente consuma os alimentos frios e gelados do elemento água. No entanto, se você tiver muita vontade de comer justamente esses, seria proveitoso, de qualquer modo, incrementá-los com componentes Yang antes de consumi-los (ver "Dicas de saúde para o tipo Yin", à p. 19).

7-12 pontos: seu elemento água precisa de um reforço para "funcionar" novamente de forma correta. Por isso escolha alimentos neutros, mornos e quentes do elemento água, em todas as refeições. Enquanto isso renuncie aos alimentos refrigerantes e frios, até sentir novamente um calor corporal benéfico. Incremente sua alimentação com componentes Yang (ver "Dicas de saúde para o tipo Yin", à p. 19). Beba um copo de água quente, fervida por 15 minutos, várias vezes ao dia. E preocupe-se também em manter os pés sempre quentes (use meias grossas – se for preciso, na cama também!), pois o ponto de partida do meridiano dos rins, o condutor de energias do corpo que "corresponde" aos rins, localiza-se na sola dos pés.

Equilíbrio de energia no elemento água

O Qi dos rins, base de nossa vida, deverá sempre ser bem cuidado e reforçado. O fato de ele estar equilibrado pode ser identificado pelo calor corporal agradável e a alegria de viver, com a qual você realiza suas tarefas diárias com prazer e sem grandes esforços. Mas além do elemento água naturalmente todos os outros elementos também devem estar em equilíbrio, para promover o fluxo harmonioso de energia em seu organismo.

Uma composição alimentar equilibrada leva em conta as necessidades de cada um dos cinco elementos e nutre o Qi dos seus rins que, como reservatório de forças, é a base de uma vida saudável.

Oriente-se pelo pôster anexo a este livro para escolher os alimentos que atualmente são os mais adequados para você.

Os cinco elementos na alimentação equilibrada

Alimentos do elemento água

Frio/gelado	Neutro	Morno/quente
cevada	ameixa	berinjela
soja	cenoura	groselha
linguado	mariscos	porco
lula	carpa	perca
solha	arenque	cavala
rins de vitela	bagre	enguia

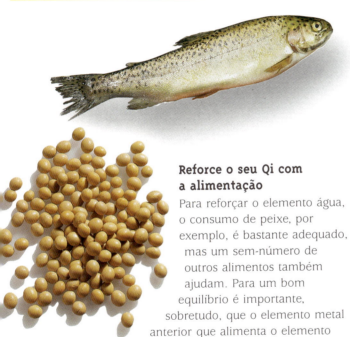

! Para reforçar o elemento água os peixes são muito úteis. Esse é o meio em que eles vivem.

Reforce o seu Qi com a alimentação

Para reforçar o elemento água, o consumo de peixe, por exemplo, é bastante adequado, mas um sem-número de outros alimentos também ajudam. Para um bom equilíbrio é importante, sobretudo, que o elemento metal anterior que alimenta o elemento água, assim como todos os outros elementos, sejam individualmente "alimentados" e reforçados de forma correta. Com os pratos descritos a seguir você poderá restabelecer a harmonia em seu elemento água e proteger a valiosa energia herdada, o Qi. Todos os ingredientes das receitas devem ser acrescentados, um após o outro ao processo de preparação, na sequência do ciclo, no sentido horário do ciclo dos elementos. E a cada percurso pelo ciclo você eleva ainda mais a energia total da comida.

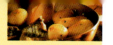

Ilse Fahrnow e Jürgen Fahrnow

Receitas

Os pratos servem quatro porções. As indicações entre parênteses depois dos ingredientes referem-se a cada elemento correspondente (Ma = Madeira, F = Fogo, T = Terra, M = Metal, A = Água).

Omelete com bacalhau fresco

Ao saborear esse prato, você mesmo vai descobrir quais elementos precisam de cuidados.

O calor agradavelmente relaxante espalha-se do abdome (elemento terra) até as costas (elemento água) e vai subindo, até que todos os comensais logo se mostrem animados e comecem a conversar, com as faces avermelhadas. Não há (quase) nada melhor para o Qi de seus rins!

É difícil acreditar que uma omelete possa ter um sabor tão refinado! A consistência macia da omelete alegra o paladar, e o peixe tão bem temperado se destaca nesse conjunto de forma apetitosa.

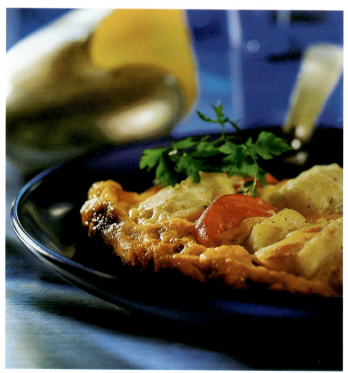

A saborosa omelete com peixe reforça o seu elemento água.

Os cinco elementos na alimentação equilibrada

I Limpar os cogumelos (T) com um pano e cortar em fatias finas ou ralar. Untar uma fôrma refratária com a manteiga (T) e colocar os cogumelos. Aquecer o forno a 200 graus.

2 Quebrar os ovos (T) e batê-los cuidadosamente numa tigela (pois assim a omelete poderá crescer corretamente). Descascar as cebolas (M), cortar em cubinhos e espalhar sobre os ovos.

3 Despejar essa mistura sobre os cogumelos na fôrma e temperar com a pimenta (M). Amassar o dente de alho (M) e adicionar à mistura dos ovos com a cebola.

4 Distribuir o filé de peixe (A) em pequenos pedaços sobre os ovos. Mergulhar os tomates (Ma), em água quente e tirar a pele. Fatiá-los e colocá-los sobre os pedaços de peixe.

5 Lavar o limão (Ma), ralar a casca e espalhar sobre o peixe. Polvilhar também com um pouco de páprica (F).

6 Assar a omelete no forno (grelha do meio, cerca de 200 graus) por 20 minutos, até dobrar de volume. Distribua a omelete em quatro porções, uma em cada prato.

4 cogumelos marrons grandes (shitake); 1 colher de sopa de manteiga; 6 a 8 ovos (da melhor qualidade); 2 cebolas; 2 tomates; pimenta-do-reino moída; 1 dente de alho; 250 g de filé de bacalhau fresco; 1 limão inteiro; páprica em pó.

Repolho refogado com sementes de abóbora

Os pratos com repolho-branco são a alimentação perfeita para os meses de inverno, porque ele pode ser armazenado por um tempo mais longo e fornece vitaminas e energias das quais precisamos justamente nas épocas mais frias do ano para a manutenção da saúde do organismo.

Quem quiser saborear um repolho crocante e picante vai apreciar bastante essa receita de repolho com sementes de abóbora. Com o consumo desse prato, a energia no elemento água (o Yin e também o Yang dos rins) é fortalecida, e a base de nossa força vital (o Qi dos rins) recebe um sensível reforço.

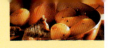

Ilse Fahrnow e Jürgen Fahrnow

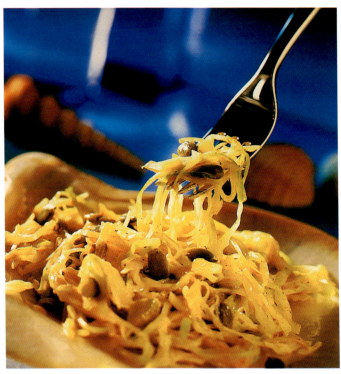

O repolho-branco cozido no vapor com sementes de abóbora — ambos os ingredientes reforçam o elemento água — combina bem com pratos à base de peixe.

½ repolho-branco; 1 colher de sopa de banha de porco; pimenta-do-reino em pó; 2 colheres de sopa de sementes de abóbora; 1 colher de sopa de vinagre de vinho; 1 colher de chá de páprica em pó; 2 colheres de sopa de creme de leite.

1 Cortar o repolho ao meio. Retirar as folhas externas (se estiverem sujas ou danificadas).
Lavar o repolho e ralar.
2 (Aqui começa o ciclo): colocar uma panela grande em fogo médio. Colocar a banha (T) e temperar com um pouco de pimenta (M).

3 Adicionar o repolho (A) ralado e refogar na banha por cerca de 15 minutos. Acrescentar as sementes de abóbora (A) e refogar tudo por mais alguns minutos.
4 Espalhar o vinagre de vinho (Ma) sobre o repolho. Polvilhar páprica (F), o preparado e finalmente engrossar o repolho refogado com o creme de leite.

— Os cinco elementos na alimentação equilibrada

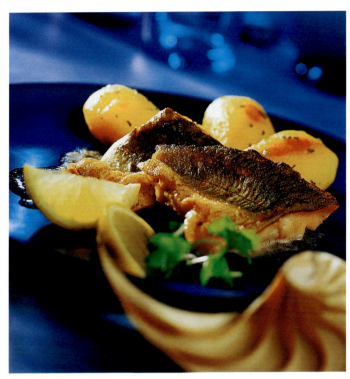

Sirva o salmonete com limão e batatas.

Salmonete frito

Os peixes alimentam nosso elemento água e fortalecem a energia renal. Todos aqueles que se sentem esgotados poderão, com esse prato, elevar o Qi de seus rins.

1 Cortar os filés de salmonete ao meio, aquecer a frigideira (F), colocar a manteiga (T) e um pouco de pimenta (M). Fritar o peixe com a pele para baixo. Ele estará pronto quando um risco brilhante ainda estiver visível na parte de cima. Retirar da frigideira e adicionar sal (A) com cuidado. Manter aquecido no forno (com a pele para cima).
2 Colocar o vinho branco (Ma) na frigideira. Picar a salsa (Ma) e acrescentar os grãos de zimbro (F).
3 Polvilhar o creme de leite (T), colocar o *curry* (M) e adicionar mais uma pitadinha de sal. Colocar os filés de salmonete no molho, com a pele para cima.

4 filés de salmonete; 1 colher de sopa de manteiga; pimenta-do-reino moída; sal marinho; 200 ml de vinho branco; 1 maço de salsinha lisa; 1 grão de zimbro; 3 colheres de sopa de creme de leite; curry em pó.

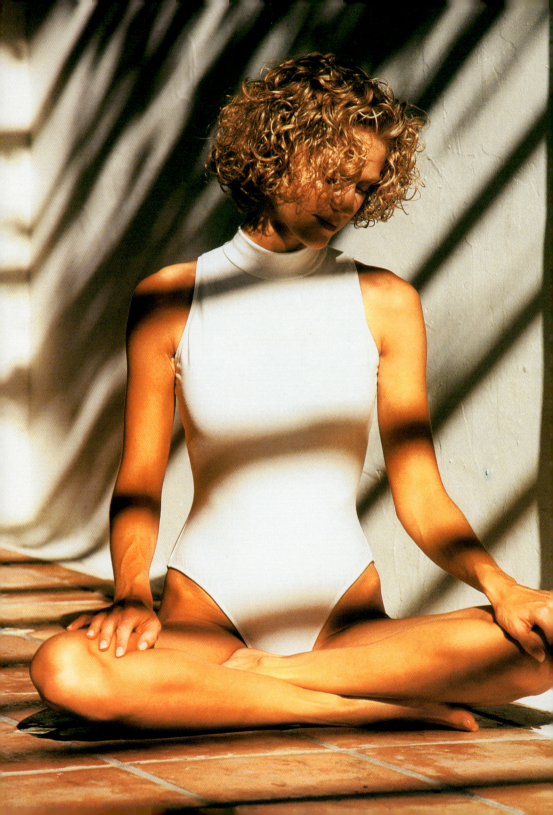

3
Vivendo com os cinco elementos

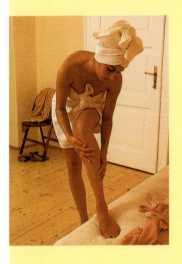

Além da alimentação correta, existem muitos outros meios — desde visualização até exercícios físicos — de manter nosso equilíbrio energético, o pressuposto de uma vida saudável e feliz.

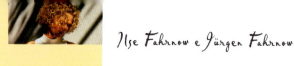

Ilse Fahrnow e Jürgen Fahrnow

Dicas para o corpo, a alma e o espírito

Os alimentos selecionados e sua preparação segundo as regras dos cinco elementos nutrem todo o seu organismo de forma harmoniosa. O modelo dos cinco elementos pode também lhe oferecer várias outras sugestões para fortalecer a saúde em geral.

O que é doença?

Como já descrevemos no Capítulo 1, a doença surge sempre que o fluxo harmonioso da força vital Qi é bloqueado ou desviado. A ordem natural de nosso ser depende de um equilíbrio constante de forças polares opostas. Um "sistema de controle e correção" inato identifica as perturbações desse equilíbrio dinâmico e regula novamente o organismo em direção à sua ordem natural. Portanto, as doenças mais simples normalmente se curam sozinhas. Apenas quando nossa força de autocura está fraca é que se desenvolvem doenças mais graves. Portanto, toda terapia deveria reforçar essa capacidade de autocura própria do corpo.

A doença indicando caminhos

As doenças e seus sintomas são indicadores de um desequilíbrio energético no organismo, que precisamos aprender a entender. Para nos curarmos temos de decifrar os segredos mais profundos dessas mensagens, e para isso o modelo dos cinco elementos nos oferece uma estrutura bastante útil.

Faça um passeio pelos diversos planos do modelo dos cinco elementos e sua compreensão dos sintomas aumentará bastante. A tabela de sintomas no final deste livro poderá ajudá-lo a identificar os elementos que devem ser especialmente reforçados em determinadas doenças ou distúrbios passageiros.

Os sintomas são um pedido de ajuda de nosso corpo ou de nossa alma.

Os cinco elementos na alimentação equilibrada

Reforço ao elemento madeira

A força dinâmica do elemento madeira necessita principalmente do fluxo livre de todas as energias. Por isso, você deve sobretudo movimentar-se bastante quando seu elemento madeira estiver acumulado e precisar de ajuda.

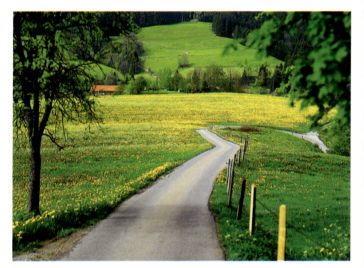

Faça um passeio pela natureza — seu elemento madeira vai lhe agradecer.

"O movimento é o portal para a vida", dizem os pesquisadores da neurofisiologia. A movimentação estrutura o sistema nervoso. Todos os sistemas orgânicos trabalham e se comunicam mais facilmente quando permanecem flexíveis.

O movimento é necessário

Pergunte a si mesmo: que atividades físicas antigamente me davam muito prazer? Quais *hobbies* prazerosos e relaxantes abandonei nos últimos anos? Talvez você possa se matricular novamente em um curso de dança, ou então nadar e caminhar regularmente.

A experiência nos mostra que é útil desenvolvermos, para os períodos dedicados aos cuidados pessoais, um planejamento semelhante ao dos deveres profissionais e todos os outros. O cotidiano de muitas pessoas hoje é totalmente preenchido

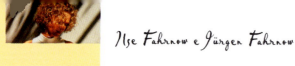

Ilse Fahrnow e Jürgen Fahrnow

com afazeres que quase sempre excluem as necessidades pessoais – principalmente aquelas para as quais precisamos nos estimular um pouco. Você deveria agendar em seu calendário pelo menos um ou, melhor ainda, dois períodos semanais para se dedicar à atividade física. Os seus músculos (relacionados ao elemento madeira) vão lhe agradecer!

Movimento passivo

Além do movimento ativo, o movimento passivo do aparelho muscular, articular e tensional, assim como exercícios especiais, são um bom reforço ao elemento madeira. Uma massagem relaxante, tratamentos de acupressura feitos por você mesmo, reflexologia dos pés, shiatsu (massagem pela pressão em pontos específicos), ginástica terapêutica, exercícios Feldenkrais, ioga, técnica de Alexander – as possibilidades de uma terapia auxiliar são hoje tão diversificadas que você poderá escolher o que lhe der mais prazer.

Exercícios de respiração, a técnica do relaxamento progressivo segundo Jacobsen, o treinamento autógeno, a meditação ou a acupuntura também poderão ajudá-lo bastante, se for difícil para você relaxar a musculatura.

Cuidados com os olhos

Nossos olhos, os órgãos dos sentidos correspondentes ao elemento madeira, encontram-se hoje expostos a uma enorme carga de estímulos que exige deles muito esforço. Por isso, devem receber um cuidado especial. A luz correta no trabalho, a proteção da irradiação solar intensa, a umidificação com colírios homeopáticos (por exemplo, a eufrásia) e, de vez em quando, compressas calmantes com ervas terapêuticas (como a camomila ou a própria eufrásia) são especialmente úteis para uma boa visão.

O relaxamento dos olhos

Sente-se, com a consciência alerta, num local perto da natureza (o verde é a cor do elemento madeira) e deixe o olhar vagar em volta. Uma mudança harmoniosa de um foco próximo para outro mais afastado e vice-versa exercita os músculos dos olhos e relaxa-os também. Se você costuma

DICA

Por um lado, a passagem rápida das imagens nos filmes e na televisão exercita nossa vista, mas ao mesmo tempo os olhos se cansam. Preste atenção no ritmo correto de esforço e relaxamento e dê aos seus olhos sempre alguns momentos de repouso restaurador.

trabalhar muito no computador, essas indicações são especialmente importantes para você. Talvez você possa colocar um quadro com uma bela paisagem relaxante na parede de seu local de trabalho e olhar para ele de vez em quando para ajudar a descansar seus olhos.

Um bom exercício para o relaxamento dos olhos pode ser também a observação de imagens em 3D. Por meio da fixação do olhar em um ponto afastado, relaxam-se principalmente os músculos faciais da região dos olhos.

O melhor método para cuidar simultaneamente das diversas correspondências do elemento madeira é uma caminhada num parque, num jardim, na natureza... Olhos, músculos, tendões, articulações, corpo e alma se recuperam e encontram um equilíbrio harmonioso.

Ajude o fígado

O fígado e a vesícula, como órgãos do elemento madeira, realizam grandes esforços para produzir sucos digestivos e inúmeras outras substâncias auxiliares do metabolismo. Com um plano alimentar bem elaborado você poderá fornecer uma boa ajuda a todas essas funções dos órgãos. Na primavera, a estação do elemento madeira, cresce em todas as relvas a erva terapêutica ideal para todo o sistema fígado/vesícula: o dente-de-leão. A salada de dente-de-leão, o suco fresco de dente-de-leão ou a tintura básica homeopática de dente-de-leão (*Taraxacum*) ajudam o fígado a realizar seu trabalho. Principalmente na primavera você deveria cuidar do seu elemento madeira. Todas as fases de recomeço, no processo de crescimento e amadurecimento, também são fortalecidas por meio de uma atenção especial ao elemento madeira. Ventos e tempestades – tanto no sentido literal quanto figurado ("tempos turbulentos") – fortalecem e estimulam o fígado.

Visualização

Você poderá, por exemplo, fortalecer o circuito funcional de seu fígado com a força da imaginação. O texto do exercício a seguir poderá ser gravado por você, ou lido em voz alta por uma pessoa amiga. O exercício de visualização poderá ser realizado durante 5 minutos.

DICA

Há um ponto de acupuntura significativo para o fígado no meio do ventre superior, diretamente abaixo da costela direita. Você pode ajudar esse órgão aquecendo de vez em quando o local com a palma das mãos.

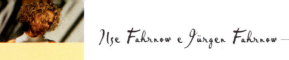

Relaxamento do fígado

- Sente-se confortavelmente numa cadeira ou poltrona, como for mais agradável para você. Imagine seu fígado trabalhando relaxadamente.
- Concentre-se na região abaixo da última costela direita e imagine uma luz suave, de cor turquesa, envolvendo seu fígado.
- Lentamente essa luz vai penetrando em todas as células de seu fígado e revigora todo seu organismo com novas energias.
- Deixe então essa luz turquesa expandir-se para dentro da cavidade abdominal. Estenda os braços sobre a cabeça, inspire e expire profundamente e ao expirar imagine toda a tensão residual saindo junto com o ar expirado.
- Em seguida, pegue os pés e massageie-os suavemente nos dois lados da região entre o primeiro e o segundo artelhos, com movimentos circulares no sentido horário.

Com esse exercício você "expira" toda a tensão e libera o fígado.

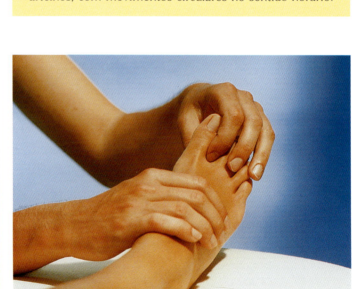

Para completar o exercício de visualização para o relaxamento do fígado, massageie os pés.

Os cinco elementos na alimentação equilibrada

Dê espaço à ira

Muitas pessoas não expressam sentimentos como ira e raiva, e até os reprimem, porque não querem perturbar ou até magoar os seus semelhantes. Para manter a força do elemento madeira fluindo harmoniosamente, esses sentimentos "negativos" precisam de mais espaço para ser vivenciados, evitando a formação de eventuais bloqueios ou acúmulos de energia. Por isso, daremos a você algumas dicas de como transformar sua raiva sem provocar danos e sem magoar ou ferir as pessoas.

Ira e raiva são as emoções mais fortes do elemento madeira. Quando são contidas ou reprimidas, surge um bloqueio de energia no circuito funcional do fígado.

Transforme sua raiva!

- Imagine sua raiva, sua ira, como uma bola de energia incandescente, que você enche de ar com toda a força. Pegue então essa "bola de raiva" imaginária e aperte-a com tanta força até ela se tornar uma esfera muito pequena e compacta. Role-a à sua frente, em pensamento, com toda a força.
- Pegue papel e lápis e escreva uma carta bem raivosa – que você nunca enviará. Nesse contexto protegido você poderá dizer tudo o que o aborrece e irrita (o comportamento ignorante do seu chefe, o estresse com as crianças, a briga com o parceiro e assim por diante). Você poderá também se permitir expressar todos os termos mais fortes que normalmente, por educação, costuma guardar para si mesmo. Quando finalmente terminar de escrever tudo, pegue a carta e queime-a num lugar seguro.
  O fogo transforma e purifica. Enquanto sua carta raivosa é destruída pelas chamas, imagine o seu elemento madeira alimentando o elemento fogo. Então você sentirá como a libertação de sua raiva abrirá espaço para a alegria entrar.
- Jogue toda a sua raiva num travesseiro e atire-o com força contra a parede, dissolvendo assim o Qi acumulado nos músculos. Torça e comprima o travesseiro, até sentir novamente uma tranquila sensação de relaxamento.

Ilse Fahrnow e Jürgen Fahrnow

Reforço ao elemento fogo

O sistema cardiovascular, junto com o sangue e os vasos sanguíneos (relacionados ao elemento fogo), é exercitado e cuidado quando o elemento madeira, anterior a ele, consegue alimentá-lo com energia suficiente. Por meio da atividade física, um estilo de vida saudável e exercícios físicos, você poderá fortalecê-lo.

Estimule sua circulação sanguínea!

Duas ervas terapêuticas são especialmente benéficas para a circulação sanguínea e também para o coração: *ginkgo biloba* e espinheira (*Crataegus*). Os preparados dessas ervas deverão ser tomados somente com a orientação de um médico, porque devem ser compatíveis com o plano terapêutico.

Exercícios para a circulação cardiovascular

Algumas academias de esportes e ginástica já oferecem exercícios especiais para a circulação e o coração, que fortalecem de forma ideal os órgãos do elemento fogo. Bastante atividade física, ar puro, de preferência rico em oxigênio, também ajudam muito esse elemento.
O físico americano Steven Rochlitz recomenda, em seus livros, entre outras coisas, um exercício especial que reforça todo o sistema cardiovascular (ver em "Livros recomendados").

Cuidados com a língua

Você poderá descobrir se o seu elemento fogo está em equilíbrio examinando sua língua. Observe-a no espelho: pequenos pontos vermelhos ou a ponta da língua muito vermelha indicam excesso de calor (correspondência climática do elemento fogo). Como esse elemento é perturbado por ressecamentos, nesse caso você deverá tomar muita água (ver "Dicas de saúde para o tipo Yang", à p. 22).

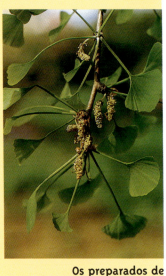

Os preparados de *ginkgo biloba* **ativam a circulação sanguínea. Estimule também o seu sistema circulatório cardiovascular pela atividade física e por um estilo de vida saudável, e seu elemento fogo vai agradecer proporcionando-lhe um bom equilíbrio!**

― *Os cinco elementos na alimentação equilibrada*

O tratamento com óleo

Para manter um microclima saudável na cavidade bucal, deposite na boca uma colher de sopa de óleo de girassol prensado a frio, todos os dias de manhã, e passe-o entre os dentes até ele desenvolver uma consistência aquosa e se tornar turvo. Isso leva cerca de 10 minutos. Depois, cuspa o óleo (use para isso a lata do lixo e não a pia!) e lave a boca com um pouco de sálvia. Esse tratamento simples cuida da mucosa da língua (elemento fogo) e da cavidade bucal (elemento terra) e evita sangramentos gengivais, bem como a parodontose.

Ajude seu intestino delgado

Para ajudar seu intestino delgado (órgão oco do elemento fogo), você poderá utilizar uma massagem simples:

Massagem no intestino delgado

- Comece com movimentos circulares suaves no sentido anti-horário (girando à esquerda), partindo do umbigo.
- Aumente gradualmente todos os círculos até cobrir todo o abdome.
- Em seguida, vá diminuindo novamente os círculos até voltar ao umbigo. Repita esse exercício algumas vezes até você se sentir bem à vontade.

Entre as 13 e as 15 horas ocorre o assim chamado "momento máximo" do intestino delgado. Nesse período ele se encontra fortemente provido de energia e sua atividade alcança o ponto máximo. Em virtude disso, a massagem no abdome torna-se especialmente eficaz nesse momento.

"A natureza cura de três maneiras:
- passiva e estaticamente mediante o repouso;
- de forma ativa e dinâmica pelo exercício;
- por meio de reações que provocam um movimento direcionado."

Hipócrates

107

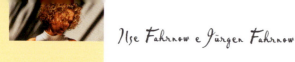

Ilse Fahrnow e Jürgen Fahrnow

Permita o riso em sua vida!

Com a ajuda de pequenos exercícios você poderá fortalecer sua capacidade de sentir alegria e satisfação (relacionadas ao elemento fogo).

Exercícios para sentir alegria

- Reserve 2 ou 3 horas para um passeio muito especial: saia e descubra o mundo de novo, conscientemente, com os olhos curiosos e alegres de uma criança pequena. Cada pedra, cada planta, cada nova descoberta é saudada como um milagre feliz. Tente descobrir a beleza especial que há em cada detalhe e empregue bastante tempo para isso. Talvez você até conheça uma criança que lhe possa servir de "professor" nesse passeio... Olhe bem para os olhos dela e lembre-se daquela criança curiosa que você foi um dia. Ela ainda vive dentro de você e alegra-se muito com a sua atenção!
- Qual atividade lhe dava mais prazer antigamente? Use o seu tempo para fazer de novo, com muita consciência, tudo o que lhe dava prazer.
- Ofereça a si mesmo todos os dias uma pequena alegria (pode ser algo imaterial) e dê uma alegria diariamente a pelo menos um de seus semelhantes.
- Sorria com frequência; seu rosto sorridente e feliz vai presenteá-lo com reações amigáveis, que produzirão uma boa circulação.
- O sorriso também tem efeito fisiológico: quando você sorri por alguns segundos, libera as tensões do corpo e espanta o mau humor.
- Antes de dormir, faça um pequeno balanço das alegrias que lhe foram proporcionadas no dia que passou. Concentre-se nos momentos felizes do dia e encerre-o com um pequeno agradecimento a seu coração pela alegria que ele consegue sentir, e a todos que contribuíram para despertar essa alegria em você.

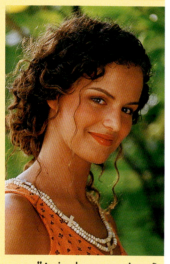

"A risada e o sorriso são portas pelas quais muita coisa boa pode entrar nas pessoas."

Christian Morgenstern

Os cinco elementos na alimentação equilibrada

Reforço ao elemento terra

As ligações no âmbito do corpo das pessoas e entre as pessoas são relacionadas ao elemento terra. Todas as ligações dos planos entre si, tanto no interior como no exterior, nos são mostradas pelo circuito funcional do baço.

O poder dos pensamentos

Aprendemos que cada uma de nossas ações pode ter consequências para o nosso meio ambiente e para todo o planeta. Mas os pensamentos, como campos magnéticos (relacionados ao elemento terra), também parecem criar interações: "Os pensamentos são forças", já diziam os poetas na época do Iluminismo.

Nas últimas décadas tem crescido a consciência do entrelaçamento de todas as coisas no mundo. Toda ação, toda emoção, todo pensamento têm um efeito sobre nós e sobre nosso ambiente. Os psicólogos reconhecem que cerca de 90% de nosso ser e de nossa comunicação funcionam por meio dos canais inconscientes, ainda não totalmente estudados. Estamos interligados a essa maior parte de nosso ser em muitos planos: a sensação de saber quem está telefonando, antes de atender; duas pessoas que expressam a mesma ideia ao mesmo tempo; a descoberta simultânea realizada por dois cientistas em lugares diferentes; intuições, pressentimentos súbitos (os membros de uma família pressentem quando ocorre algo com algum deles); a história de um gato que seguiu seu dono por centenas de quilômetros depois que ele se mudou e acaba encontrando-o. Experiências desse tipo nos mostram que devem existir planos de comunicação e de inter-relacionamentos que até hoje ainda não foram pesquisados. Os físicos modernos desenvolveram pesquisas para explicar essas coisas, mas o fato é que no início do século XXI, apesar de todo o avanço da ciência, ainda nos confrontamos com inúmeros fenômenos não esclarecidos.

O encontro e a comunicação com base na autoconfiança e na valorização mútuas são as alegrias de uma força equilibrada do fogo. O "eu" consciente de si mesmo é capaz de criar e cultivar ligações felizes.

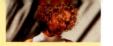

Ilse Fahrnow e Jürgen Fahrnow

Exercícios para o fortalecimento dos pensamentos

O entrelaçamento de todas as coisas no mundo obteve uma grande dimensão na mídia e no campo dos computadores. Os homens se aproximam cada vez mais uns dos outros – pelo menos mentalmente. Use essa ideia de entrelaçamento de várias maneiras, como descreveremos a seguir.

"Como tudo está interligado, precisamos somente escolher um único ponto para iniciar as pesquisas do inconsciente, e de lá alcançaremos todos os outros níveis."

Sigmund Freud

| **Pense positivamente!** |

- Tome consciência da interligação ilimitada de todos os seres vivos. Sinta, por alguns minutos, que você faz parte de uma grande rede de capacidades, emoções e pensamentos. Direcione suas necessidades e seus anseios interiores ao Todo e, finalmente, tente reconhecer o caminho correto, diante da grande fonte de possibilidades.
- Essa pequena meditação pode lhe dar confiança e esperança; se você sofre com as preocupações e com os pensamentos negativos recorrentes, devolva-os conscientemente à grande rede. Imagine que tudo o que não serve mais, inclusive os pensamentos e as emoções desgastados e que se tornaram supérfluos, se decompõem num grande monte de compostagem cósmica. Um dia esse húmus, o potencial criativo renovado, volta para você como fonte de vigor.
- Imagine que todos os planos de seu ser estão em contato: o corpo, a alma e os pensamentos formam uma unidade tão coesa que podemos usar as mensagens e as informações de um campo também em todos os outros campos. Talvez assim você consiga descobrir o conselheiro interior de sua saúde e de sua vida. Numa breve reflexão criativa você poderá escutar seu interior e possivelmente extrair dele a resposta para problemas não solucionados – espirituais, emocionais ou físicos.

Os cinco elementos na alimentação equilibrada

Decifrando os "laços familiares"

Nos últimos anos os terapeutas de família mantiveram-se empenhados em trabalhar com as relações interpessoais e, no decorrer do tempo, descobriram fatos fascinantes. Um dos resultados dessa pesquisa sobre a intuição concluiu, resumidamente, que tudo está em nós. Todos os membros de nossa família (do lado materno ou paterno) deixaram em nós, ao longo de várias gerações, uma espécie de "rastro psicológico". Alguns problemas emocionais, espirituais e também físicos, que considerávamos exclusivamente individuais, poderão ser compreendidos se começarmos a procurar e a decifrar esses rastros e a fazer uma leitura a partir deles.

Portanto, não só trazemos em nós uma herança corporal, mas também uma herança anímico-espiritual. E, à medida que aprendemos a entender e a conhecer isso, conquistamos a liberdade de decidir. Os padrões que promovem nossa felicidade podem ser obtidos e cultivados, mas é importante que abandonemos os padrões limitantes.

"As pessoas pedem a Deus por uma boa saúde e nem sabem que elas mesmas possuem esse poder."

Demócrito

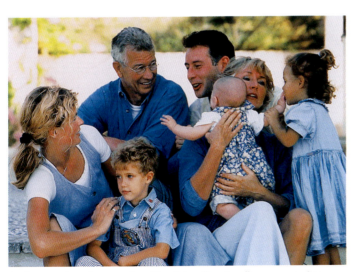

Cada membro de uma família deixa "rastros" nas gerações seguintes.

III

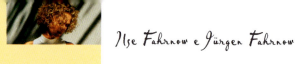

Ilse Fahrnow e Jürgen Fahrnow

Tão relevante quanto o reconhecimento da nossa interligação abrangente com tudo e todos é a nossa capacidade de discernimento, a habilidade de separar o que é útil do que é inútil, de preservar o útil e abandonar o inútil. Assim como nosso trato digestivo, que no nível físico seleciona, absorve e descarta tudo o que recebe, nós também precisamos sempre proceder a uma seleção adequada.

Cuidados com os tecidos conjuntivos

Os tecidos conjuntivos (relacionados ao elemento terra) têm suas funções reforçadas quando lhes oferecemos a possibilidade de serem purificados, o que, por exemplo, ocorre quando bebemos bastante água fresca (sem ácido carbônico). Algumas ervas terapêuticas auxiliam os tecidos conjuntivos em suas tarefas: a cavalinha (*Equisetum*) ajuda em todos os processos que visam reforçar a criação de estruturas e formas. Ao mesmo tempo que protege os tecidos conjuntivos no nível físico, com suas propriedades energéticas, ela promove pensamentos claros e habilidades organizativas. O *Symphytum* (confrei) ajuda em todos os processos de cura dos ossos e dos tecidos conjuntivos. Para obter uma prescrição das ervas citadas e de como usá-las, consulte seu conselheiro em MTC ou seu médico.

Incremente os alimentos com componentes Yang

Para proteger seu elemento terra de condições externas adversas (por exemplo, o frio úmido), adote uma alimentação energizadora mediante a incrementação com componentes Yang dos elementos (ver "Dicas de saúde para o tipo Yin", à p. 19) e mantenha sempre o ventre aquecido, usando roupas que aqueçam e envolvam a região do umbigo, sem comprimi-la.

O poder dos pensamentos

Se você quiser proteger seus tecidos conjuntivos por meio da força da imaginação, experimente a viagem imaginária descrita a seguir. O texto do exercício de visualização poderá ser lido por outra pessoa, ou você mesmo poderá gravá-lo antes.

DICA

Uma ótima oportunidade de relaxar e de se desintoxicar nos é oferecida pela massagem dos tecidos conjuntivos, desenvolvida no Ocidente. Ofereça a si mesmo e principalmente ao seu elemento terra essa ajuda preciosa.

―――― *Os cinco elementos na alimentação equilibrada*

Viagem imaginária pelo corpo

1. Imagine todos os níveis de seu corpo interligados, e cada órgão executando suas funções:
   - O sistema nervoso realiza as tarefas que o cérebro elaborou previamente.
   - O coração, por meio dos vasos sanguíneos, cuida para que todas as partes do corpo sejam providas dos nutrientes necessários (glicose, oxigênio e muitos outros pequenos aspectos importantes, como hormônios, fatores coagulantes, substâncias imunológicas, minerais etc.).
   - Os rins filtram todos os líquidos e cuidam da eliminação dos resíduos inúteis e do transporte, de volta ao corpo, das substâncias úteis.
   - O intestino delgado seleciona a alimentação, separa o que é útil do que é inútil. Para isso ele conta com a ajuda do pâncreas e do sistema fígado/vesícula, que produzem sucos digestivos.
   - No intestino grosso ocorre outra seleção, e finalmente tudo o que é inútil é eliminado. O intestino grosso também promove nossa reação imunológica, transformando os "inimigos" em elementos inofensivos, enquanto recebe e aceita os "amigos".
   - Os pulmões assimilam oxigênio e passam-no adiante à corrente sanguínea, para que seja transportado a todos os órgãos por meio dos vasos. No caminho de volta, os pulmões recebem de novo o ar já utilizado, com predominância de dióxido de carbono, para que, por meio da expiração, ele seja liberado na atmosfera e depois assimilado pelo grande circuito da respiração das plantas.
   - Muitos outros órgãos participam desses processos complexos de seu corpo, e todos estão interligados numa rede muito especial de caminhos que se comunicam entre si.

2. Visualize como em todos os lugares de seu corpo existem grandes e pequenos caminhos de transformação e informação, nos quais ocorre um rápido intercâmbio de tudo o que é necessário.

"É incrível quanta força a alma pode dar ao corpo."

Wilhelm von Humboldt

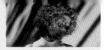

Ilse Fahrnow e Jürgen Fahrnow

Agora, imagine que todos esses caminhos estão mergulhados numa luz amarela, maravilhosa (cor correspondente ao elemento terra). Essa luz se espalha por todo o seu corpo e chega até o menor possível de todos os canais de ligação. E em todos os lugares atingidos por essa incrível luz, as tensões, os acúmulos ou bloqueios ali existentes dissolvem-se, e a comunicação na rede torna-se fluida e fácil.

Muitas pessoas recebem, durante essa viagem imaginária, alguns sinais de elucidação de uma doença preexistente. Talvez você também receba (inconscientemente) estímulos para curar-se.

3. Para sentir esse processo com nitidez, coloque as duas mãos sobre o umbigo e um pouco abaixo dele. Então deixe o calor e a luz da palma das mãos fluir para o abdome e, por meio desse calor agradável e dessa luz, sinta o bem-estar e a sensação de relaxamento que se expande por toda a cavidade abdominal e, além dela, para todo o seu organismo. Em todo o seu corpo tudo fica aquecido, relaxado e luminoso.

4. Relaxe também suas emoções e seus pensamentos para que tudo fique harmonioso. Tudo aquilo de que você não precisa mais se dissolve e desaparece, e tudo o que é útil estará bem ordenado, à sua disposição. Com essa imagem em sua consciência você poderá voltar ao aqui-e-agora bem relaxado e liberado. Empregue mais um pouquinho de seu tempo prestando atenção à respiração, ao modo como ela flui tranquilamente, para dentro e para fora. Comece a mexer alguns dedos e artelhos, lentamente e, então, abra os olhos; transporte-se de novo ao aqui-e-agora, com toda a sua consciência, e olhe em volta, totalmente relaxado e tranquilo.

Os cinco elementos na alimentação equilibrada

Reforço ao elemento metal

A pele e as mucosas, o pulmão e o intestino grosso – todas as correspondências orgânicas no elemento metal produzem um contato entre o interior e o exterior. As tarefas desse elemento são o estabelecimento de limites e a comunicação.

Exercícios de contato

Uma excitante possibilidade de autoconhecimento no campo dos limites e das comunicações é o batuque coletivo. Outros exercícios rítmicos, como dançar, cantar e tocar música em conjunto também podem transmitir experiências semelhantes, mas nada produz conhecimentos tão diretos como o ato de batucar, manter seu próprio ritmo diante do outro, ou com o outro, e ao mesmo tempo comunicar-se – é uma experiência que possibilita o encontro num nível superior.

!

Conservar o que se sabe sobre si mesmo é um tema do elemento fogo; comunicar-se é um tema do elemento terra; a seguir, no elemento metal, o entrelaçamento desses dois níveis amadurece: conhecer e manter o que se sabe é a comunicação do "eu" maduro com o "você" maduro. Assim, ocorre a transformação, e o homem tem a oportunidade de se observar de diferentes pontos de vista.

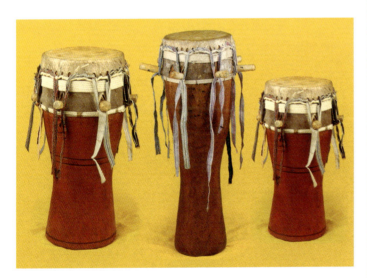

Ao batucar podemos nos comunicar com os outros.

115

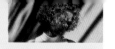

Ilse Fahrnow e Jürgen Fahrnow

"A todo homem é legada a oportunidade de se conhecer e de ser inteligente."

Heráclito

Alcançando o autoconhecimento

Pegue duas folhas de papel branco e coloque-as no chão, um pouco afastadas uma da outra.

- A folha 1 é o seu lugar – coloque-se ali para observar tudo do seu ponto de vista pessoal.
- A folha 2, por seu lado, oferece-lhe a oportunidade de observar a si mesmo do exterior, isto é, a partir dos olhos de outra pessoa.

Portanto, atreva-se a sair de seu lugar na primeira folha, dando um passo "para fora de si mesmo", e passe para a folha 2. Imagine que você é sua melhor amiga, seu melhor amigo ou algum outro conselheiro benevolente. Então, "sensibilize-se" com seu companheiro, com seu "eu" que você está vendo ali em pé, sobre a folha 1 (na imaginação).

- Que tipo de pessoa é aquela que você está vendo ali? Tente descrevê-la, caracterizá-la.
- O que lhe chama a atenção nela – portanto, em você mesmo?
- Que conselho você poderia dar a essa pessoa, do seu atual ponto de vista?

Use o tempo que for necessário para deixar tudo isso atuar sobre você e poder olhar para dentro intensamente, a fim de assimilar e entender efetivamente os comentários de apoio ou até os mais críticos. Se você quiser, troque as posições diversas vezes. Talvez lhe ocorram, de vez em quando, mais algumas "sugestões" que possam se aplicar a você.
Essa troca de níveis é um exercício muito bom para as temáticas do elemento metal: dentro e fora, vir-a-ser e morrer, despedida e recomeço, transformação sobre a vivência de estados diversos – tudo isso nos amadurece para entrarmos em um novo ciclo dos cinco elementos.

— Os cinco elementos na alimentação equilibrada

Ajude a respiração

Um acúmulo no elemento metal quase sempre desencadeia também um fluxo respiratório desarmonioso. Os sintomas dessa perturbação do elemento metal podem abranger desde a simples falta de ar, passando pela bronquite crônica, até a pneumonia aguda, com risco de vida (ver a lista de sintomas na contracapa deste livro). Portanto, todos os tipos de terapia respiratória e ginástica respiratória são adequados para equilibrar (novamente) seu elemento metal. As técnicas chinesas do Qi Gong e do tai chi chuan combinam um fluxo respiratório livre com padrões de movimento harmonioso que ordenam todos os âmbitos do ser humano.

Os exercícios corporais do Qi Gong, do tai chi chuan ou da ioga ajudam no equilíbrio das tensões. Com eles, seu elemento terra pode dar-lhe, e ao que está conectado a você, a feliz certeza da interligação com tudo. A força de seu elemento terra que flui livremente "alimenta" o elemento metal, para que os pulmões fiquem livres e as transformações se tornem possíveis.

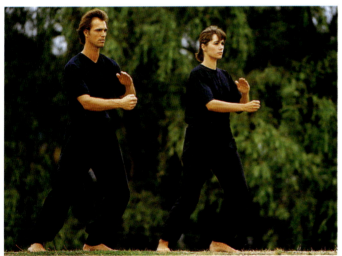

Os exercícios do tai chi chuan harmonizam seu elemento metal pelo fluxo livre das energias.

Relaxamento respiratório

O reforço da respiração natural também é muito importante para que, por meio dela, as energias possam fluir livremente. Uma respiração relaxada faz parte dos pressupostos para a administração equilibrada da energia. Dois pontos de acupuntura, energeticamente eficazes, que descreveremos a seguir, poderão ser usados para um relaxamento respiratório, bem como para a harmonização de seu elemento metal.

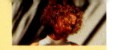

Ilse Fahrnow e Jürgen Fahrnow

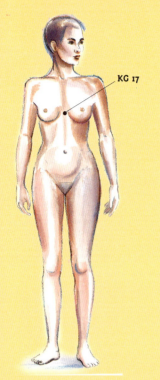

O ponto de acupuntura KG 17 encontra-se no meio do esterno.

Exercício para o relaxamento respiratório

- Sobre o esterno, exatamente entre os dois mamilos, encontra-se o ponto número 17 do vaso da concepção (KG 17). Coloque a palma da mão sobre esse ponto e aqueça-o. Você sentirá um calor relaxante e benéfico se espalhando por todo o seu tórax.
- O segundo ponto encontra-se no ponto mais alto de sua cabeça; imagine uma linha que sai da ponta do nariz, passa pela parte de trás da cabeça até a nuca, e uma segunda linha transversal sobre a cabeça, que vai de uma ponta da orelha à outra. No cruzamento dessas duas linhas encontra-se o ponto de acupuntura número 20 do vaso condutor (LG 20). Coloque bem ali a palma da sua outra mão (a primeira mão deverá permanecer sobre o esterno) e sinta o calor relaxante que se espalha no local.
- Em seguida, imagine uma ligação entre as suas duas mãos e observe como se desenvolve ali um fluxo quente de energia. A sua respiração pulmonar se tranquiliza, a angústia e a agitação desaparecem.

As enfermeiras pediátricas experientes, das clínicas de tratamento da asma dos anos 50, já sabiam – talvez sem conhecer os fundamentos – da grande importância desses dois pontos, que agem positivamente sobre a respiração. Por isso, sempre havia um pano macio aquecido pronto a ser usado pelas enfermeiras sobre a cabeça ou o esterno das crianças aos primeiros sinais de uma respiração espástica (contraída). Assim, muitas crises de asma de seus pequenos pacientes puderam ser interrompidas ou até evitadas. Caso você mesmo ou seus familiares sejam acometidos de uma crise aguda de falta de ar, poderão estimular os pontos de acupuntura KG 17 e LG 20 citados, da forma descrita. Aqueça esses dois pontos também diariamente antes de dormir ou ocasionalmente ao longo do dia – seu elemento metal vai lhe agradecer proporcionando-lhe mais relaxamento e força de transformação!

Tratamento das vias respiratórias

A coriza intermitente, as sinusites (elemento metal) e outras doenças das vias aéreas superiores podem também ser tratadas de forma bem simples. Aqui apresentamos dois métodos:

● *Lavagens com sal de cozinha:*
Coloque uma pitadinha de sal de cozinha em um copo de água morna e aspire essa mistura pelas narinas. Algumas dessas lavagens de manhã e à noite constituem um excelente exercício para a mucosa nasal, tendo conseguido resolver muitos problemas nasais crônicos.

● *Acupressura:*
Na dobra entre o nariz e o canto da boca encontra-se, em ambos os lados do nariz, o ponto número 20 do meridiano do intestino grosso (Di 20). Esfregue esses pontos com os dedos mínimos fazendo uma leve pressão, em movimentos circulares no sentido horário. Essa massagem pode provocar um pouco de pressão, mas não deve ser dolorosa. Logo você vai perceber que o interior do nariz ficará limpo e livre em 30 a 60 segundos, e você vai conseguir respirar melhor. O efeito dura cerca de 1 a 2 horas. A massagem poderá ser tranquilamente repetida quantas vezes você desejar.

Ajude o intestino grosso

O órgão oco que corresponde ao elemento metal é o intestino grosso. Assim como o intestino delgado (ver o elemento fogo, à p. 107), o intestino grosso poderá ser beneficiado com uma massagem. Você poderá realizar as duas massagens alternadamente, assim estará reforçando o elemento fogo (intestino delgado) e o elemento metal (intestino grosso) um após o outro.

Massagem no intestino grosso

● Inicie novamente junto ao umbigo. Passe as mãos levemente sobre o abdome, em círculos, no sentido horário (movimentos à direita), que vão aumentando e se expandindo.
● Ao chegar ao círculo maior de todos, comece a diminuí-los lentamente, até voltar ao ponto inicial. Repouse as mãos por alguns momentos sobre o umbigo.

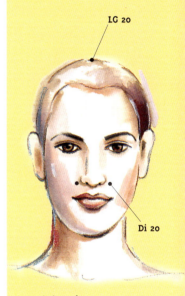

As posições dos pontos LG 20 e DI 20: respectivamente na cabeça e nas dobras entre o nariz e o ângulo da boca.

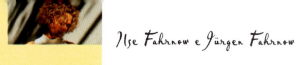

Ilse Fahrnow e Jürgen Fahrnow

Fortaleça seu sistema imunológico

O intestino grosso realiza cerca de 80% do nosso esforço imunológico (relacionado ao elemento metal). Ele só consegue fazer isso com sucesso quando o ajudamos com a alimentação correta.

A renúncia ao açúcar industrializado e a adoção de uma comida integral, rica em fibras, ajudam o bom funcionamento do intestino. Nele existem inúmeras bactérias que garantem um equilíbrio ecológico no aparelho digestivo, o que favorece uma forte atividade imunológica. Diversas substâncias, como antibióticos, açúcares industrializados (entre eles, todos os pães, bolos e doces que o contêm), assim como a ingestão regular de produtos de *fast-food*, podem prejudicar a composição bacteriana natural (flora) do intestino grosso.

Equilibrando as bactérias do intestino grosso

Uma típica reação em cadeia pode ser assim descrita: por causa de uma infecção aguda a pessoa precisa tomar antibióticos. Estes, além das bactérias prejudiciais, destroem também as bactérias naturais do intestino, que garantem o equilíbrio no corpo, e essa disbiose (desequilíbrio na composição bacteriana do intestino grosso) apresenta-se sob a forma de cólicas fortes e dolorosas, irregularidades recorrentes das funções intestinais (constipação e/ou diarreia) e uma sensibilidade maior às infecções. A manutenção da ingestão de antibióticos piora a situação. A infecção aguda é eliminada, mas a pessoa continua a se sentir doente ou no mínimo enfraquecida.

Se você notar o surgimento de sintomas iguais ou semelhantes a esses, procure um médico. O assim chamado "direcionamento simbiótico" ("nutrição" medicamentosa com bactérias saudáveis) poderá auxiliar bastante. Além disso, há substâncias que ajudam a estimular o sistema imunológico, como os preparados de *Echinacea* (chapéu-de-sol) ou *Eleutherococcus* (raiz de taiga). Se você desejar uma prescrição das ervas terapêuticas citadas, solicite-a a seu médico ou conselheiro em MTC. Essas ervas não são apropriadas para pacientes com enfermidades autoimunes.

> "Aquele que mantém suas superfícies internas (intestinos e pulmões) e externas (pele) em condições de atividade, de bom funcionamento, tem as melhores perspectivas de permanecer sempre com saúde e viver por muito tempo."
>
> *Bernhard Achner*

Os cinco elementos na alimentação equilibrada

Despedida e recomeço

Leia o texto do exercício a seguir, grave-o ou solicite a uma pessoa amiga que o leia para você.

Exercício para a despedida

- Procure um local confortável para se sentar ou deitar. Inspire e expire profundamente, imaginando toda a angústia e a tensão se esvaindo.
- Seu corpo relaxa e se torna cada vez mais tranquilo. Lembre-se de novo de que você se insere na grande rede das ligações externas. As coisas que você deixa ir permanecem na rede e, sempre que precisar elas estarão à sua disposição. Descubra a profunda confiança em si mesmo, a confiança de que tudo o que precisar existe de fato. Assim você poderá deixar o que quiser, relaxadamente, e criar espaço para o novo.
- Há algo em sua vida que você gostaria de ter abandonado? Podem ser pensamentos, hábitos, uma ligação pessoal que precisa ser mudada, objetos, um episódio de vida...
- Imagine-se às margens de um córrego que flui tranquilamente. Aos seus pés há um bote amarrado. Coloque dentro dele tudo o que você deseja abandonar. Agradeça a todas essas coisas por terem-no acompanhado durante algum tempo em sua vida e ter podido aprender e ganhar com elas.
- Mas agora chegou a hora da despedida. Solte a corda suavemente, deseje ao bote e ao seu conteúdo os melhores votos de boa sorte e deixe-o ir na correnteza. Da margem você poderá observar como o bote se afasta cada vez mais e lentamente desaparece de sua vista.
- Com a consciência de que tudo aquilo de que você se desligou tomará seu próprio caminho, inspire profundamente e usufrua a nova sensação de liberdade. Com essa percepção agradável no coração, você poderá voltar ao aqui-e-agora.

Só quem estiver disposto a se despedir e a se desapegar das coisas poderá iniciar algo novo, despreocupadamente.

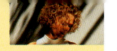

Ilse Fahrnow e Jürgen Fahrnow

O objetivo deste exercício é desenvolver uma relação mais harmoniosa e positiva com os sentimentos – para muitas pessoas bastante difíceis – da despedida, do luto, do desapego e do recomeço.

Durante o exercício provavelmente você descobrirá que na verdade não quer deixar o bote ir embora. Se esse for o seu caso, tome bastante consciência do seu apego e usufrua dele o tempo que quiser. Depois, talvez prevaleça o desejo de liberdade, de despedida, e será o momento certo de soltar seu bote. Então você estará efetivamente pronto para se desligar de algo em sua vida, algo para o qual no momento presente não há mais espaço.

Calor e umidade

O outono, com seu clima característico, é a correspondência climática do elemento metal. Cuide do circuito funcional do pulmão com bastante calor e umidade. Aqueça-se justamente naqueles meses de outono em que já esfria bastante, mas ainda estamos lamentando o fim do verão e nos vestimos com roupas leves. Muitas doenças poderão ser evitadas apenas pelo fato de nos agasalharmos o suficiente.

A pele ressecada – relacionada ao elemento metal – beneficia-se sobretudo nas estações frias do ano ao ser tratada com um óleo de massagem ou uma loção corporal hidratante depois do banho. Beber bastante água e hidratar a pele e as mucosas externamente (por exemplo, com gel de aloe vera) ajuda a equilibrar o elemento metal.

Os bebês e as pessoas muito idosas têm algo em comum: seu momento de vida corresponde ao elemento metal, à passagem de um mundo a outro. Mas muitas vezes eles correm o perigo de sofrer uma desidratação que passa despercebida. Eles precisam de um cuidado especial para evitar isso. Algumas doenças, principalmente dos mais idosos (perturbações do metabolismo, problemas circulatórios, estados dolorosos, falta de memória), podem melhorar muito com a ingestão de bastante líquido.

DICA

Lembre-se sempre de garantir uma ingestão regular e suficiente de líquidos (se for necessário, tomar água a cada 15 minutos), em casos de:
- febre
- bebês e crianças pequenas doentes
- pessoas idosas
- diarreias
- problemas de estômago – intestinos

Os sinais de início de desidratação são:
- dores de cabeça
- mucosas ressecadas
- taquicardia
- dobras da pele "endurecidas" (erga uma dobra da pele das costas de sua mão, para testar; em caso de falta de líquidos, ela fica em pé)
- olheiras

Os cinco elementos na alimentação equilibrada

Reforço ao elemento água

Abrigo, confiança, apoio e segurança, o repouso dentro de si confiando na proteção da própria vida – essas são as qualidades do elemento água equilibrado e bem tratado.

Fortaleça os ossos

Os ossos pertencem ao elemento água. Os ossos e o esqueleto, a estrutura e a forma, são os elementos construtivos da vida em seu lado substancial, Yin.

Fortalecimento de tecidos conjuntivos, músculos e ossos

Do ponto de vista dos ensinamentos dos cinco elementos, a terra controla a água. Analogamente, isso significa que os tecidos conjuntivos controlam os ossos: os tendões e ligamentos conectam ossos e músculos. Um músculo tenso pode provocar o encolhimento dos tendões e com isso deixar o osso "sob tração". Uma das técnicas mais eficazes para deixar ossos e tecidos conjuntivos em gravitação num eixo harmonioso é a "terapia Rolfing", assim chamada por causa de sua fundadora, Ida Rolf. Muitas mazelas do aparelho locomotor podem ser aliviadas ou até curadas com um tratamento Rolfing (para mais detalhes sobre o assunto, ver "Livros recomendados").

Ajude seus rins

Os rins e a bexiga são os órgãos corporais correspondentes ao elemento água. O Qi herdado, nossa valiosa e limitada força vital, está armazenado nos rins. A energia deles também representa a base de nossa vida, e é importante cuidar bem dela. Todo planejamento alimentar deveria conter muitos alimentos e várias atividades fortalecedores Yin e Yang do elemento água. O Yin e o Yang se condicionam mutuamente, e uma energia harmoniosa dos rins precisa portanto de bastante "nutrição" desses dois níveis polarizados.

O medo come a alma é o título de um filme de Rainer Werner Fassbinder. O medo, que corresponde ao elemento água, come a base de nossa força vital. Quando o Qi dos rins desaparece, as coisas nos afetam de modo mais contundente.

Ilse Fahrnow e Jürgen Fahrnow

As meias de lã macias e os chinelos caseiros feitos de tricô recuperaram o antigo prestígio; como mantenedores da força vital, do Qi dos rins, eles merecem atualmente muita atenção.

"Aquecendo" os rins

Manter os rins aquecidos é uma recomendação transmitida de geração a geração. Em nosso círculo cultural, os rins são também considerados a fonte básica da força.

O frio é a qualidade climática do elemento água, e o inverno é a estação correspondente a esse elemento. O nosso sistema urinário sofre muito com o frio, quando não é protegido. As mulheres adoecem rapidamente com as baixas temperaturas contraindo infecções urinárias, supostamente por terem vias urinárias mais curtas, comparativamente às do sexo masculino. Portanto, o conselho de manter os rins aquecidos é pertinente e pode ajudar a evitar muitas doenças.

Um pulôver quente ou um colete macio, uma camisa de flanela ou talvez até uma camiseta de baixo de lãzinha, um cachecol para protegê-lo das correntes de ar e – muito importante! – meias quentes (o meridiano dos rins começa na sola dos pés) ajudam os seus rins e equilibram nosso elemento água.

Tratamentos com moxa

A moxibustão, um tratamento aquecedor da Medicina Tradicional Chinesa, pode dar nova força aos rins. A moxa aquece e energiza os canais de energia (= meridianos da acupuntura). Do ponto de vista chinês tradicional, ele fortalece o Qi. As pessoas esgotadas e muito tensas ficam agradavelmente sonolentas com essa terapia. As outras experimentam um estímulo à atividade.

● Acenda o bastão de moxa (de artemísia) e, segurando-o a uma distância de cerca de 2 centímetros, aqueça o ponto exatamente no meio da sola do pé direito, por mais ou menos 5 minutos.
● Aplique o mesmo tratamento ao pé esquerdo.

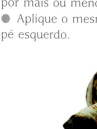

Os cinco elementos na alimentação equilibrada

Por motivos de segurança, faça o primeiro tratamento na parte da manhã. Se você se tornar muito ativo, continue fazendo-o sempre pela manhã, mas, se sentir sonolência, transfira o tratamento para a noite, para usufruir um repouso noturno tranquilo.

Atenção: Pessoas muito esgotadas, que ao mesmo tempo demonstrem sinais de calor (taquicardia, suor quente, intranquilidade noturna, angústia, secura na boca), deverão renunciar ao tratamento com moxa. Consulte um terapeuta experiente em MTC, se não tiver muita clareza sobre a sua situação.

Poupe os ouvidos

O ouvido é o órgão dos sentidos que corresponde ao elemento água. Nas últimas décadas, com a enorme ênfase nos estímulos visuais, as pesquisas demonstraram que só cerca de 15% das pessoas colocam as impressões sensoriais acústicas em primeiro plano. Há cem anos, na Europa Central, ainda havia uma cultura "auditiva e narrativa", pois nem todas as pessoas sabiam ler e escrever. Contavam-se histórias, e os mais jovens escutavam as histórias dos mais velhos. Correspondentemente ao ciclo do elemento água (ouvido), passamos, do aspecto histórico-evolutivo, ao elemento madeira (olho).

Silêncio e música para relaxar

Reserve ocasionalmente um pouco de tempo para cuidar de seus ouvidos. Sente-se relaxadamente, feche os olhos e ouça todos os sons que seus ouvidos assimilarem. Você ficará surpreso ao ver que há muita coisa a descobrir, coisas que normalmente você deixa de ouvir! Além disso, de vez em quando você deveria oferecer música erudita aos seus ouvidos para eles relaxarem – principalmente músicas do período barroco. Esse tipo de música corresponde ao ritmo de nosso coração e, conforme o ciclo de controle dos cinco elementos, podemos estimular a alegria nesse órgão por meio de um ouvido relaxado.

Se você sente muito calor na parte superior do corpo, e muito frio na parte inferior, saiba que os chineses explicam isso como a separação de Yin (embaixo) e Yang (em cima). Para que você se sinta saudável novamente, seu Yin e seu Yang devem se juntar e fluir harmoniosamente pelo corpo. Para isso, busque a ajuda de um terapeuta experiente de MTC.

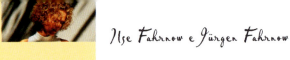

"Só a tranquilidade no movimento mantém o mundo e faz o homem... a tranquilidade atrai a vida, a intranquilidade a espanta."

Gottfried Keller

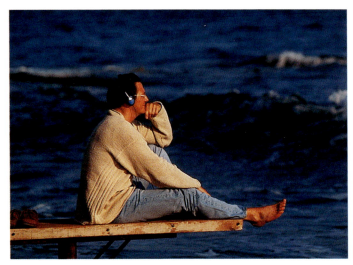

Relaxe os ouvidos com música agradável em uma bela paisagem.

Reforce seu elemento água

Para reforçar seu elemento água você poderá experimentar a meditação a seguir. Assim como nos outros exercícios de visualização, grave o texto ou peça a alguém que o leia para você.

Relaxamento para o elemento água

- Procure um local confortável onde você possa relaxar e permanecer sem ser perturbado por cerca de meia hora (eventualmente desligue a campainha e o telefone).
- Inspire e expire profundamente e, ao expirar, deixe fluir toda a tensão de seu corpo.
- Agora imagine a trajetória de sua vida, estendida à sua frente como uma fita desenrolada. Por um momento, dirija seu olhar ao passado e depois deixe-o dirigir-se ao futuro.

Os cinco elementos na alimentação equilibrada

- Suba em um pequeno balão (em sua imaginação) e vá flutuando até o céu para observar a trajetória de sua vida daquele ponto de vista. Você poderá fazer uma pequena excursão ao passado ou ao futuro, e com isso observar a trajetória de sua vida abaixo de si.
- Assimile tudo o que conseguir descobrir e usufrua a agradável distância de seu ponto de observação.
- Para desenvolver mais segurança e confiança, mergulhe toda a sua linha da vida em uma agradável luz colorida. Seu subconsciente vai lhe mostrar a cor que para você representa cura e ganho de força. Imagine essa luz maravilhosa, colorida e brilhante descendo do céu como uma ducha celeste e banhando, purificando, curando e fortalecendo toda sua trajetória de vida.
- De seu ponto de observação deixe o olhar mais uma vez deslizar para o futuro. Talvez você se descubra, lá na frente, já com uma idade avançada, juntamente com seus entes queridos, em harmonia corporal, anímica e mental; com algumas tarefas realizadas e com a sensação feliz de que ter vivido valeu a pena.
- Talvez seu inconsciente lhe dê um pequeno aviso, que você deverá levar em conta imediatamente, no presente, para que esse belo futuro se concretize. Sinta mais uma vez a força que flui da sua trajetória de vida mergulhada na luz.
- Para concluir, reserve um pouco de seu tempo e preste atenção na respiração, ou seja, como ela flui tranquilamente, para dentro e para fora; comece a mover devagar alguns dedos e artelhos, para ajudar o seu corpo a despertar. Inspire profundamente, abra os olhos e, com sua consciência, concentre-se de novo no aqui-e-agora.

DICA

Talvez você reconheça, nesse exercício, alguns pontos obscuros ou até confusos em sua trajetória de vida. Vale a pena repetir o exercício de vez em quando e, com isso, banhar mentalmente todo o seu caminho em luz. Pouco a pouco os diversos trechos de sua vida surgirão numa luz mais clara.

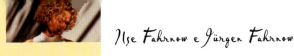

Ilse Fahrnow e Jürgen Fahrnow

As visualizações dão força

Os projetos de pesquisa do psicólogo americano Robert Dilts (mais detalhes sobre Robert Dilts no Capítulo 4) nos mostraram que não só a visualização de uma trajetória de vida e um crepúsculo de vida feliz e saudável nos dão muita força, mas também nos ajudam bastante na realização desse desejo. Segundo tais pesquisas, as pessoas felizes de idade avançada têm algumas coisas em comum:

- Cultivam uma ideia positiva de sua própria idade e não têm medo dela.
- Realizam uma atividade regular, às vezes até pequena, e com isso se sentem úteis.
- Cantam diariamente (a música espanta o medo e fortalece os rins; o canto pertence ao elemento terra e literalmente "deixa os pés no chão").
- Usufruem regularmente do erotismo e da sexualidade.

Vamos cantar também em nosso grupo cultural, com harmonia e vitalidade: "Ali onde se canta, você pode ficar tranquilamente. As pessoas más não conhecem canções".

A visualização como terapia

O trabalho de visualização da trajetória de vida individual foi desenvolvido por Tad James como Terapia Time-Line. Essa forma muito criativa de terapia pode, às vezes, em pouco tempo, surtir efeitos com mudanças de vida e na realização de nossos desejos. Se sentir necessidade de fazer algo desse tipo, procure um terapeuta para que ele faça com você uma reavaliação dos principais pontos de sua trajetória de vida. O medo da vida e o temor, como sinais de um desequilíbrio no elemento água, poderão ser eliminados mediante visualizações, e com isso sua confiança num futuro feliz se ampliará.

Aquecendo-se com a força da imaginação

Não é apenas com medidas externas (roupas quentes, aquecimento do ambiente, cobertores de lã, eliminação de correntes de ar e assim por diante) que você pode aquecer seus rins, mas a força da imaginação também pode ajudar seu elemento água, e com isso o seu Qi:

Os cinco elementos na alimentação equilibrada

Visões que aquecem

- Imagine seus rins bem abrigados e bem protegidos, tanto à direita quanto à esquerda, na parte inferior de suas costas.
- Coloque a palma das mãos sobre esses dois lados do corpo, e visualize como o calor de suas mãos, num fluxo quente, passa para essa região (elemento água).
- Imagine seus rins absorvendo toda essa força profundamente, enchendo-se de calor e alimentando de forma relaxada todo o seu organismo com grande força vital.

Cuide do "lar da sua vida"

Depois de ter cuidado dos cinco elementos – madeira, fogo, terra, metal e água –, um após o outro, e ter conhecido os exercícios ou métodos de tratamento mais adequados para ajudar a energia do seu respectivo elemento, reserve um pouco mais de tempo para observar com tranquilidade o ciclo completo dos cinco elementos em todo o seu corpo, em todo o seu organismo.

Sinta o seu interior

Sinta como sua energia flui dos rins para o fígado, e em seguida vai abastecer o coração. Sinta como a energia passa pelo baço e pelo pâncreas e vai fortalecer a cavidade abdominal e se espalhar pelos pulmões, para proteger o contato entre o exterior e o interior, e como essa mesma energia finalmente volta renovada aos rins, para ali iniciar um novo ciclo.

Com seu planejamento alimentar segundo os cinco elementos e ainda com os exercícios e métodos terapêuticos apresentados neste capítulo, você poderá ajudar o fluxo harmonioso de sua energia vital e tratá-lo, para que o "lar da sua vida" seja assentado sobre bons fundamentos.

O "Grande Arquiteto" nos deu a arquitetura e o material de construção. Depende de nós cuidar de nossa casa, mantê-la e decorá-la para deixá-la bem aconchegante.

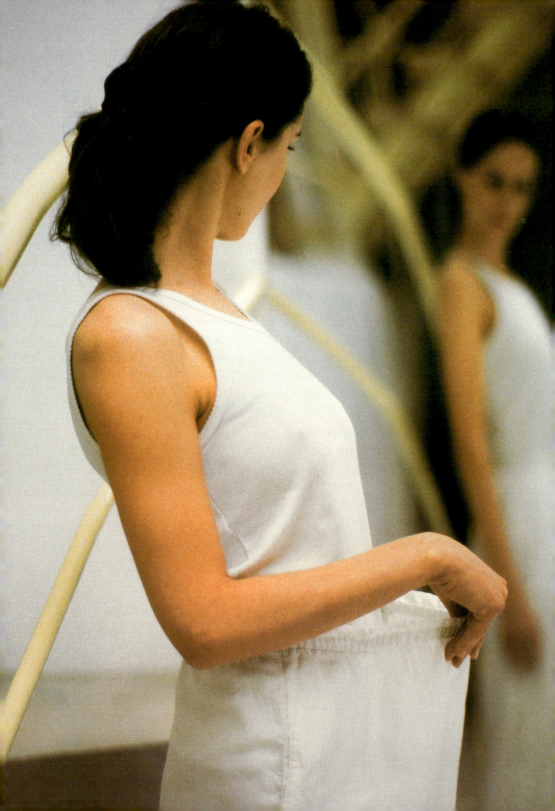

4
Emagrecendo com os cinco elementos

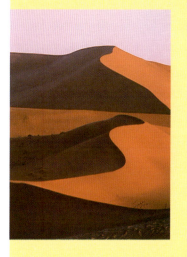

Você quer ver alguns quilos a menos na sua balança? Levando em consideração os elementos, alcançará seu objetivo mais facilmente do que imagina — e conseguirá a expressão de sua identidade mais autêntica.

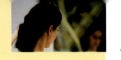

Ilse Fahrnow e Jürgen Fahrnow

Perda de peso, com prazer

De acordo com o modelo dos cinco elementos, perder peso corresponde, por um lado, ao elemento terra (analogia corporal: trato digestivo) e, por outro, ao elemento metal (transformação, mudança).

Trata-se de sua identidade!

De início você talvez só queira um corpo mais esbelto. Mas quando começar a emagrecer, lentamente, e entrar de novo nas antigas roupas (e nas novas também), perceberá que outras coisas também começam a se "mexer". O sexo oposto começa a olhar para você com mais atenção – o que é excitante e desconcertante ao mesmo tempo. As pessoas vão perguntar como você conseguiu isso, ou vão fazer comentários que o deixarão inseguro, pois naturalmente você vai perguntar a si mesmo: afinal, como os outros me viam antes? Além disso, você ainda terá de ouvir as observações desestimulantes de pessimistas compulsórios como por exemplo: "Bem, eu também já experimentei isso várias vezes. Você vai ver, o êxito não vai durar muito. Logo você vai voltar a ser como era antes...". Mas é justamente o que você quer, voltar a ser aquela antiga pessoa, como era antes, mas com um corpo esbelto, boa forma, e muito mais!

Quem você quer (voltar a) ser?

Pergunte-se com serenidade: quais de minhas identidades constituiriam metas que valeria a pena perseguir? E a qual preço eu tentaria alcançá-las? Que efeito quero provocar nos outros? Que imagem do meu corpo me traria o maior bem--estar? Transformação, mudança, despedida e recomeço – trata-se de algo que vai muito além de alguns quilos que vão e vêm – trata-se de sua identidade. Portanto, quem você quer ser? Você gosta realmente de si mesmo? Após descobrir isso e viver de acordo (e eventualmente também ter emagrecido alguns quilos), você vai saber com toda a segurança: as outras pessoas também vão gostar mais de você!

Na maioria das situações de nossa vida, os ganhos são muito atraentes. Quem deseja perder? No que se refere ao peso, no entanto, é bem diferente. Será que a ideia de perder peso é mais agradável do que a de perder alguns quilos?

Os cinco elementos na alimentação equilibrada

As armadilhas das dietas

É um fato deprimente, mas de forma lamentável ele se repete: a maior parte das tentativas de perder peso termina, com o tempo, de forma insatisfatória. Quantas vezes você já tentou emagrecer, de um modo ou de outro, com diversas dietas que prometeram muito sucesso e fracassaram? Provavelmente, algumas semanas depois até tenha acrescentado alguns quilinhos ao que tinha antes de fazer a dieta. Então você se vale de explicações "fatalistas" do tipo: "Eu fui prejudicada hereditariamente; com a minha mãe acontece a mesma coisa. Ela engorda só de olhar para a comida...", ou então: "Meu metabolismo não está funcionando bem...".

Há uma saída?

Existem milhares de hipóteses para o tema da obesidade, e poucos sucessos reais para aqueles que querem emagrecer. O efeito tipo "ioiô" das dietas explica cientificamente por que as pessoas logo ganham peso de novo depois do tratamento para emagrecer – às vezes até mais do que tinham antes – e continuam deprimidas. Será que não há nenhuma solução? Há realmente um caminho para eliminar os quilinhos a mais, de forma prazerosa e definitiva, e os cinco elementos – madeira, fogo, terra, metal e água – ajudam bastante nisso. Mas, primeiro, antes de conseguirmos perder peso, precisamos fazer um "retrato da situação", pois devemos nos dispor a realizar uma mudança – a perder peso –, e com isso assumir uma nova identidade. O modelo piramidal a seguir pode nos ajudar a eliminar possíveis obstáculos do caminho que nos leva a uma nova silhueta.

A pirâmide Dilts

O psicólogo americano Robert Dilts estudou por muito tempo as diversas influências sobre o comportamento humano e as possibilidades de mudanças (a Summus Editorial tem vários de seus livros publicados). Ele descreveu esses processos por meio da pirâmide que leva o seu nome e é construída como se segue:

Com a alimentação dos cinco elementos você emagrece e ao mesmo tempo sente prazer! O segredo é que suas refeições deixem todos os elementos em equilíbrio energético.

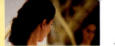 *Ilse Fahrnow e Jürgen Fahrnow*

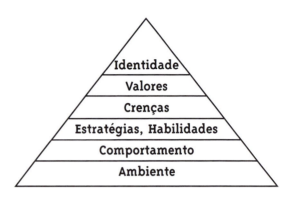

Questione seus hábitos — e seja honesto consigo mesmo! Desde pequenos nosso comportamento é moldado com base em modelos e exemplos, e nós raramente os questionamos.

Cada um dos níveis dessa pirâmide tem um significado para nosso comportamento. Os níveis estão organizados hierarquicamente, e cada um deles influencia o que está logo acima dele. E, no caso da redução de peso, como fica essa pirâmide? Para responder a essa pergunta começaremos pela sua "base".

Ambiente

A estética corporal ideal sempre depende do ambiente, do contexto social. Uma modelo fotográfica precisa estar sempre com o peso bem abaixo do normal, no sentido clínico, para ter sucesso na profissão. No campo, as pessoas um pouco mais roliças chamam menos a atenção do que na cidade. No Oriente, as pessoas com o peso bem acima do normal são consideradas saudáveis e atraentes. Poderíamos, portanto, para nos tornar atraentes com o nosso excesso de peso, mudar para os Emirados Árabes – emagrecer então seria algo totalmente supérfluo!

Comportamento

Comer é uma questão de hábito. Quando somos crianças, imitamos nossos pais e seguimos suas orientações (mais ou menos contrariados): "Se você não comer tudo, não poderá ir brincar", e então o gordinho come tudo direitinho, durante toda a sua vida, sem se importar se o corpo lhe indica estar com fome ou não. O comportamento alimentar está profundamente enraizado em nós: "Papai sempre come muita carne, e como já sou um homem faço a mesma coisa...".

Os cinco elementos na alimentação equilibrada

Estratégias e habilidades

Os padrões mais complexos de comportamento situam-se no nível imediatamente superior da Pirâmide Dilts, e são as estratégias e habilidades. Mediante o aprendizado com modelos e padrões é que formamos nosso comportamento. As habilidades especiais podem nos ajudar nesse caminho. Se obtivermos sucesso, poderemos eliminar a estratégia que nos ajudou a consegui-lo e traz consigo um complexo conjunto de formas de comportamento. O que aprendemos à mesa de refeições sobre estratégias úteis? É útil tudo aquilo que:

- evita o castigo;
- aumenta o prazer;
- estabelece claramente a posição das pessoas na escala social ("Papai é sempre servido primeiro, eu quero ser como ele!");
- ajuda a obter atenção (= recompensa social) ("Quando eu não como, mamãe fica muito preocupada comigo, e isso é bom...").

Se você desejar, solicite a uma pessoa amiga que faça as refeições com você para lhe descrever o que observou em relação ao seu comportamento alimentar. Como você come, e o que lhe chamou a atenção nisso? Reserve um pouco de seu tempo para um pequeno passeio reflexivo. Onde, como e sob quais condições você comia quando era criança, adolescente e depois jovem adulto? Quanto tempo tinha disponível para fazer as refeições? Em que medida podia participar das decisões sobre sua comida? As perguntas desse tipo podem lhe mostrar as estratégias – talvez até agora inconscientes – que você usa ao se alimentar.

Crenças
- "Em nossa família todos tinham peso acima do normal, portanto isso deve ser hereditário."
- "Meu metabolismo é muito preguiçoso."
- "Quando se é esbelta, sofre-se muito com o assédio dos homens."
- "Em mim tudo é absorvido, até a água!"
- "Quando emagreço, perco meu amortecimento de proteção contra as agressões do ambiente ao redor."

"Não vivemos para comer, comemos para viver!"

Sócrates

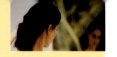

Ilse Fahrnow e Jürgen Fahrnow

Essas afirmações são chamadas, por Robert Dilts, de "crenças". Muitas crenças semelhantes juntas criam todo um "sistema de crenças". Elas são tão eficazes que dirigem nosso comportamento e vencem sempre! Com a crença "Eu nunca terei um peso normal", por exemplo, toda tentativa de redução de peso está fadada ao fracasso.

De onde vêm as crenças?

As crenças surgem cedo em nossa vida. Quando somos crianças, absorvemos sem contestar as afirmações dos adultos (basta lembrar do Papai Noel e do Coelho da Páscoa!) e logo passamos a ter todo um inventário de orientações mais ou menos úteis, que influenciam nosso comportamento. As crenças tendem a provar, elas mesmas, a sua validade. Em outras palavras, provamos a nós mesmos a veracidade de nossas convicções interiores com nosso comportamento. Por exemplo, um menino tem a seguinte crença: "Eu não sou atraente, nenhuma garota se interessa por mim". Com essa autoconvicção, na maioria das vezes ele nem vai perceber os olhares interessados das garotas. Por isso, em algum momento também ele vai acabar se tornando desinteressante para elas, que não vão mais olhar para ele.

"Eu não quero emagrecer, pois os roliços são mais alegres!" — crença popular.

O que podemos fazer para combater as crenças prejudiciais?

Só quando nos tornamos adultos é que podemos "limpar" conscientemente de nossa memória essa coleção de crenças. Mas a maior dificuldade é descobrir primeiro quais são elas. Por causa de sua formação tão precoce, elas nos parecem tão naturais que em geral nem nos passa pela cabeça testá-las diante da realidade.

Com uma ajuda terapêutica, você poderá descobrir quais são suas crenças e, conhecendo-as, decidir se quer continuar vivendo com elas ou não. (Entretanto, existem também crenças úteis, como "Eu sempre tenho sorte", "Eu aprendo as coisas facilmente", "Eu mantenho meu peso ideal com facilidade".)

Os cinco elementos na alimentação equilibrada

Num momento de descontração, sente-se confortavelmente numa poltrona e vasculhe o seu interior. Quais crenças relativas à comida você considera verdadeiras e irrefutáveis? Como lhe parece o fato de encontrar outras formulações suplementares, novas, para esses fundamentos? "Em nossa família muitos sofrem de excesso de peso... e eu me alegro de ser a exceção a essa regra." "Eu degusto minha comida... e me alegro sempre de manter o peso certo." Tais crenças positivas e de suporte vão finalmente aplainar o caminho que leva ao peso de seus sonhos.

Você conhece suas crenças em relação aos temas peso e comida? Verifique-as e encare-as criticamente!

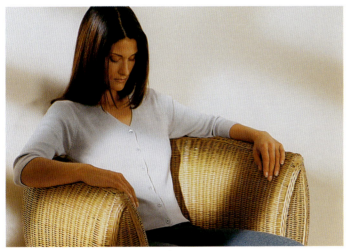

Ouça o seu interior para identificar suas crenças.

Valores

O elemento inscrito no nível seguinte da pirâmide também está fortemente enraizado em nós; são os valores que significam muito para todas as pessoas. Lutamos por eles, e por intermédio deles somos motivados. Valores são atitudes básicas subjetivas que determinam nossa vida. Alguns exemplos: "O sentido de comunidade é importante para mim. Numa reunião agradável em volta de uma mesa costumo comer mais do que realmente necessito". "A harmonia significa muito para mim, e para não decepcionar minha mulher costumo comer sempre uma segunda porção..."

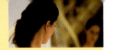

Ilse Fahrnow e Jürgen Fahrnow

Aprenda a conhecer seus valores

Se você quiser saber como conhecer seus valores, pense com o que costuma se motivar. Quais são as razões pelas quais exerce a sua profissão? Por que você se decidiu a favor ou contra formar uma família? O que significa para você nutrição e saúde?

Depois de ter reunido diversos valores, você poderá organizá-los hierarquicamente: o que é mais importante para você em seu trabalho – muito dinheiro ou prazer? Se pudesse obter só uma de duas coisas – gula ou boa saúde –, o que você escolheria? Muitas vezes essas perguntas não são fáceis de responder. Mas elas o colocam em contato consigo mesmo e o conscientizam de suas estruturas internas.

Identidade

No topo da pirâmide situa-se sua identidade, a resposta à pergunta: "Quem sou eu?". Nossa identidade forma-se em camadas sucessivas ao longo de nosso desenvolvimento. Todas as nossas experiências, tudo aquilo que ouvimos dos outros a nosso respeito, os modelos que nos impressionam e queremos imitar – tudo isso contribui para o crescimento e o vir-a-ser de nossa identidade. Com isso, perdemos às vezes a perspectiva de que essa identidade é viva e mutável, e não estática, nem determinada para sempre por um destino.

Quem você quer ser?

Em seu interior vivem muitas identidades, e você pode estimular e desenvolver aquelas que o realizam mais. Você é realmente o "gordinho" que desde a infância precisa ouvir comentários maldosos? Ou seu interior apenas se identificou com uma imagem que foi crescendo lentamente ao longo da vida e se tornando cada vez mais familiar e óbvia? Somos todos gentilmente convidados a conhecer nossa própria identidade e nos tornar conscientes de possibilidades de mudança. Um elemento metal equilibrado nos dá coragem para a transformação e a capacidade de abandonar primeiro as convicções limitantes e depois os quilos a mais. Se você achar que precisa de ajuda nesse processo, procure um terapeuta.

Ao se ocuparem com essas questões, algumas pessoas encontram mais dúvidas do que respostas. Se esse for o seu caso, aceite com carinho sua identidade ainda não definida e peça ao seu universo interior que desenvolva os tesouros abrigados dentro de você.

Os cinco elementos na alimentação equilibrada

Estabeleça uma meta!

Nosso admirável "computador", o cérebro, funciona segundo estruturas fixas, muito precisas. Antes de estabelecer uma meta, leia o que se segue:

- O cérebro só entende afirmações positivas, as negativas são eliminadas inconscientemente. A mensagem "Não me importo de renunciar aos doces" é entendida pelo seu inconsciente como "Eu me importo de....". Portanto, seria melhor dizer: "A renúncia aos doces é fácil para mim...".
- Sua meta deverá ser mensurável, pois seu cérebro só trabalhará motivado quando souber qual é o momento exato em que a alcançou.
- Para que seu cérebro libere o caminho à meta, esta precisa ser realista. O cérebro sabe exatamente que até a época do Natal você não conseguirá emagrecer 5 quilos por semana, e imediatamente elimina essa ideia. Prefira oferecer-lhe algo mais convincente: por exemplo, emagrecer 5 quilos em cinco semanas, o que seria uma meta mais realista.
- Quando, o quê, como exatamente? Essas perguntas precisam ser respondidas na formulação de sua meta. Só então seu cérebro estará preparado para se ocupar ativa e criativamente com sua meta.

Fixe uma data. Por exemplo: "No dia 1º de dezembro deste ano pesarei 60 quilos". Esta frase é bem precisa, e por isso tem uma grande força. Seu cérebro e seu inconsciente entendem para onde você quer se mover. Eles vão aplainar seu caminho e seu projeto vai se desenvolver. Deixe-se surpreender ao ver com que facilidade e dinamismo de repente tudo começa a se mexer!

Motive-se

Para que tudo realmente dê certo, você terá de considerar mais uma vez o que significa exatamente alcançar essa meta. Para isso, nós o convidamos a fazer uma nova viagem imaginária:

Os valores são nossas motivações mais fortes, muitas vezes inconscientes. Quando você associa sua meta a um valor, ela se torna mais atraente. A saúde representa muito para você? Então alegre-se por se aproximar desse valor ao perder seus quilos a mais.

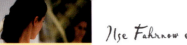

Ilse Fahrnow e Jürgen Fahrnow

Uma meta formulada de forma realista, capaz de ser "vislumbrada" no futuro, e que corresponda exatamente a nossos desejos e valores mais íntimos, torna-se tão atraente que passamos a caminhar em sua direção naturalmente, sem grande esforço.

Visualização de motivação

- Com um salto no tempo, transporte-se ao seu próprio futuro, à data de sua meta. Portanto, hoje é o dia 1º de dezembro e você realmente chegou ao peso de seus sonhos.
- Como se sente? Sente-se realmente bem, assim como está agora? Como está sua aparência? Que roupa está usando? O que dizem seus amigos, seus colegas e sua família sobre sua nova imagem? Qual o efeito da sua nova aparência sobre as outras pessoas? Você está feliz e satisfeito com seu novo corpo? Sente prazer ao se olhar no espelho? Ou gostaria de modificar algum pequeno detalhe?
- A partir desse futuro, olhe mais uma vez sobre o caminho da sua vida, voltando por ele ao tempo atual. Por quais etapas você passou para chegar ao peso desejado? Quais dificuldades encontrou no caminho? Como superou ou eliminou esses problemas? O que o motivou a persistir? Sua iniciativa valeu a pena? Ou, olhando para trás, você acha que deveria ter feito outra coisa?
- Junte todas as impressões e depois volte de forma consciente, confortável e tranquila do futuro para o presente, para o aqui-e-agora.

Agora você sabe tudo o que precisa considerar para realmente chegar ao peso desejado. Será que sua meta também se modificou um pouco durante essas considerações? Talvez você tenha percebido que teria de se esforçar muito para atingir a meta já no dia 1º de dezembro. Sob certas circunstâncias você se encaminharia à sua meta com mais ânimo se aumentasse o prazo em cinco ou seis meses? Agora você tem a oportunidade de reformular novamente aquela meta tão bem calculada, adaptando-a com precisão aos seus desejos. E finalmente você poderá perceber como essa meta adquire uma enorme força de motivação! Alegre-se desde já com ela!

Os cinco elementos na alimentação equilibrada

Os cinco elementos como "auxiliares da dieta"

Se você seguir as recomendações abaixo poderá comer quanto quiser e, mesmo assim seus quilos a mais vão desaparecer.

Chega de contar calorias!

Enquanto você caminha em direção à sua meta, a cozinha dos cinco elementos prepara algumas surpresas bem agradáveis, pois com a alimentação energética correta você poderá:

- comer quanto quiser;
- renunciar imediatamente à balança, para se pesar, e também parar de tirar as medidas e de contar as calorias e as porções de comida;
- de vez em quando também degustar algo considerado uma exceção a todas as regras e se esbaldar.

Depois de algum tempo seu corpo vai lhe mostrar com o que ele se sente melhor. Agradeça ao seu organismo ouvindo-o e respeitando-o. Dê-lhe os alimentos que fazem bem e de que ele precisa do ponto de vista energético. Muitos dos seus maus hábitos vão mudar sem esforços, talvez até sumir por si sós (por exemplo, os impulsos compulsivos por doces).

O elemento madeira

Se você se encontra com excesso de peso, provavelmente é porque seu elemento madeira está acumulado. Faça uma verificação com a ajuda do teste da p. 51 e siga as recomendações ali apresentadas. Além disso, cuide de seu elemento madeira com:

- alimentos refrescantes do elemento madeira;
- um copo de suco de limão diluído, diariamente;
- um copo de vinho branco seco (Riesling) de duas a três vezes por semana, para a distribuição da energia;
- bastante atividade física;
- exercícios; ver "Reforço ao elemento madeira".

Um dilema clássico das dietas: a salada com poucas calorias, energeticamente refrescante, enfraquece seu elemento terra; em seguida você tem impulsos incontroláveis por doces; após comer uma rosquinha de chocolate você realmente se sente melhor; mas com o surto de insulina (que decompõe o açúcar) o seu apetite por doces cresce mais ainda... Com a alimentação morna incrementada com componentes Yang, você poderá fortalecer o elemento terra, e a ânsia por doces desaparece.

141

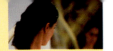

Ilse Fahrnow e Jürgen Fahrnow

O elemento fogo

Seu elemento fogo precisa estar em equilíbrio para que você possa caminhar com alegria em direção à sua meta de adquirir uma nova (ou antiga) identidade. Com ajuda do teste da p. 62, verifique se o seu elemento fogo eventualmente necessita de alguma ajuda especial mediante o plano alimentar e, nesse caso, siga as recomendações da avaliação. Se o seu elemento fogo estiver equilibrado, então você poderá nutri-lo com todos os alimentos de todas as categorias do elemento fogo.

Faça uma ingestão suficiente de líquidos (ver "Dicas de saúde para o tipo Yang", "Incremente seu plano alimentar com componentes Yin", à p. 24), pois qualquer tipo de falta de calor e/ou de líquidos prejudica o elemento fogo. E um elemento fogo acumulado, por seu lado, não consegue alimentar adequadamente o elemento metal que se segue a ele – tornando a transformação necessária para você alcançar a meta do emagrecimento ainda mais difícil.

Além disso, é importante beber bastante água fresca (melhor ainda se for fervida) para transportar e eliminar, durante a perda de peso, todos os resíduos agressores.

O elemento terra

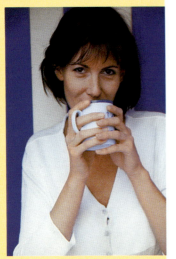

A água quente, fervida por 15 minutos, fortalece seu elemento terra.

Se você quiser perder peso, cuide com carinho de seu elemento terra. No interior de seu corpo e no seu trato digestivo ocorrerão, num futuro próximo, muitas mudanças e adaptações para as quais você poderá contribuir da melhor forma possível dando atenção especial ao elemento terra (ver pp. 109-14). Na preparação dos alimentos e nas refeições considere os seguintes pontos:

- Escolha principalmente alimentos aquecedores e quentes do elemento terra.
- Incremente sua alimentação com componentes Yang (ver p. 22).
- Beba bastante água quente fervida.
- Evite tomar líquidos durante as refeições. A quantidade principal de líquido deverá ser tomada 1 hora antes de comer, porque a ingestão de bebidas durante as refeições enfraquece o Qi do baço e do estômago.

Os cinco elementos na alimentação equilibrada

- Rejeite a ingestão de congelados e alimentos preparados no forno de microondas.
- Renuncie aos derivados de leite de vaca, com exceção da manteiga e do creme de leite, pois o leite de vaca esfria o corpo e produz muco, desequilibrando assim o elemento terra. Para substituí-lo, prove, por exemplo, o "leite de arroz" – uma bebida natural encontrada em lojas de produtos naturais –, o leite de soja, ou ainda os derivados de leite de cabra ou de ovelha.

O elemento metal

Seu elemento metal deverá agora receber também um tratamento carinhoso. Em troca ele vai lhe dar muito ânimo e bastante força para as mudanças e o recomeço, além de ajudá-lo a alcançar sua meta. Com o teste da p. 81, verifique se possivelmente seu elemento metal precisa de um auxílio específico. Se ele estiver em equilíbrio, você poderá comer todos os alimentos e todas as categorias desse elemento. Caso tenha respondido algumas perguntas com um "sim", siga as recomendações da avaliação. Além disso, você deveria observar os seguintes pontos, durante o seu emagrecimento:

- Coma regularmente alimentos temperados, um pouco apimentados.
- Use muitas ervas aromáticas e vários condimentos para dar um bom aroma, um odor agradável aos pratos.
- Beba grande quantidade de líquidos (de preferência água fervida), pois o ressecamento prejudica seu elemento metal.
- Imagine, várias vezes durante o dia, como é agradável livrar-se de refugos inúteis e poder se alegrar com algo novo, talvez até com uma nova identidade.

A hortelã pertence ao grupo de alimentos gelados do elemento metal. Se você usá-la regularmente em seus pratos, o circuito funcional dos pulmões vai lhe agradecer, com grande bem-estar. Sentir-se bem durante o emagrecimento é muito importante.

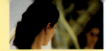

Ilse Fahrnow e Jürgen Fahrnow

O elemento água

Para se sentir refrescado e revitalizado você necessita de um elemento água bem alimentado. Seus rins precisam de muito Yin e Yang dos alimentos. Verifique primeiro a situação momentânea de seu elemento água com o teste da p. 91. Caso ele esteja desequilibrado, oriente-se pelas recomendações da avaliação. Durante o emagrecimento, dê preferência a alimentos das categorias morno e quente do elemento água (ver o pôster) e considere, além disso, as seguintes indicações:

- A água mineral deve, se possível, ser tomada sem ácido carbônico, para proteger sua energia de aquecimento.
- Coma frequentemente, talvez até algumas vezes por semana, um pouco de peixe.
- Renuncie aos congelados e aos alimentos preparados no forno de micro-ondas, pois eles enfraquecem os rins.
- Cuide para que seu elemento metal seja bem reforçado com a alimentação e com as dicas apresentadas no Capítulo 3, para que, no ciclo da alimentação, ele abasteça suficientemente o elemento água.

Tendo alcançado o equilíbrio de seus cinco elementos seguindo uma meta estimulante, você se sentirá leve e alegre como um peixe dentro d'água e poderá perder seus quilos excedentes.

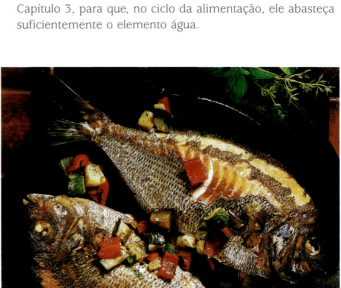

Coma pratos de peixe com frequência, durante seu tratamento de emagrecimento.

Os cinco elementos na alimentação equilibrada

Prontos para a largada!

Agora você já está bem equipado para vivenciar uma prazerosa perda de peso. Seu inconsciente e seu cérebro vão ajudá-lo a alcançar sua meta. A força dos seus cinco elementos vai começar a fluir harmoniosamente, sua força vital vai aumentar e você vai se empenhar muito para não perder de vista sua meta.

Se em seu caminho ocorrer uma ou outra surpresa, ou até um atraso, seu elemento metal vai ajudá-lo a reagir flexivelmente às novas situações, e assim a tirar sempre o melhor proveito delas. Seu elemento água vai cuidar para que você caminhe em direção à meta, sempre refrescado e revitalizado. Ele vai abastecer todo o ciclo em seu organismo com a força necessária e assim colaborar para a conquista de seu objetivo. Seu elemento fogo vai ajudá-lo com a alegria e a bondade, e lhe dar a sensação de poder se orgulhar de si mesmo. Seu elemento madeira vai ajudá-lo a agir e a acreditar em seu objetivo, a promover o recomeço de forma dinâmica e estimulante, e ajudá-lo a festejar de fato seu "renascimento", sua nova identidade.

Por fim, o elemento terra, como circuito funcional do meio, irá – bem aquecido pela alimentação – promover o processo de seleção, absorção e eliminação. Irá libertá-lo dos refugos dos mundos físico, emocional e mental. Então, as relações com seus semelhantes vão se tornar mais livres, harmoniosas e alegres, pois certamente seu elemento terra o presenteará com as "ligações certas" e o entrelaçamento com um mundo mais próximo e mais protetor. Você receberá muitos cumprimentos em seu caminho. Seu novo comportamento alimentar lentamente revelará uma nova atitude em sua vida. Com isso, novas crenças se formarão ("Sou elegante e atraente!") e talvez seus valores também adquiram novos significados. Finalmente, sua identidade fará um lento desvio em direção a metas há muito tempo sonhadas. Nós lhe desejamos muita sorte, sucesso e prazer na renovação de seu ser!

"A pessoa mais lenta, mas que não perde de vista sua meta, é bem mais rápida do que a apressada que vaga errante sem meta nenhuma."

Filosofia de vida

Índice de receitas

Aipo com fígado de pato frito (elemento madeira), 55

Batatas bem temperadas (elemento terra), 74

Coxas de coelho com *pesto* (elemento madeira), 55

Erva-doce e cenoura (elemento terra), 76

Mix de verduras — vagens com tomates (elemento madeira), 57

Omelete com bacalhau fresco (elemento água), 94

Painço com limão e pimenta-verde (elemento terra), 76

Peito de frango de leite sobre batatas amassadas (elemento metal), 86

Repolho refogado com sementes de abóbora (elemento água), 95

Risoto de açafrão (elemento fogo), 66

Risoto de trigo com cebolas (elemento fogo), 64

Salada de batata-doce (elemento metal), 84

Salada de rabanetes (elemento metal), 85

Salada Libero (elemento fogo), 66

Salmonete frito (elemento água), 97

Os cinco elementos na alimentação equilibrada

Índice remissivo

Abastecimento
de líquidos 22, 106, 142-4
"Abridores", ver órgãos dos
sentidos
Acesso de coceira 50
Acesso de espirros 50
Acessos de fome 70, 141
Acessos de transpiração 62
Acúmulo de calor 23
Acúmulos 24
Acupressura 102, 119
Acupuntura 11, 12, 13, 102
Água de fonte 21, 112, 142
Água mineral 144
Água, fervida 21, 24, 142
Água, fresca 24
Álcool 21, 24
Alegria 59, 108
Alegria de viver 52
Alimentação 14
Alimentos 30, 39, 44, 100
Alimentos, de energia neutra 39
Alto verão 68
Amadurecimento 58
Ambiente 134
Antibióticos 120
Aparelho digestivo 73
Ar, rico em oxigênio 106
Asma 80, 90, 118
Autoconfiança 109
Autoconhecimento 116
Autoridade, natural 59

Batuque 115
Bloqueio de energia 23, 24, 53, 105
Bloqueios 11

Café 21, 24, 62
Cálcio 21
Caldo 21
Calor 16, 38
Calorias 11, 26, 141
Caminhar 101
Cansaço 20, 38
Capacidade de realização 49, 52
Características básicas 11
Características climáticas 29
Características de
sabor 12, 29, 42, 44
Cérebro 139
Chá 21, 24, 62
China 10, 11, 14, 21, 25, 33
Ciclo da vida 32
Ciclo de alimentação 27 (e segs.), 37
Ciclo de controle 27 (e segs.), 37
Ciclo dos cinco elementos 28
Ciclo menstrual 50
Ciclo, criativo 15
Ciclos da vida 14
Circuito funcional 14, 30
(e segs.), 44
Circuito funcional do baço 68, 109
Circuito funcional do fígado 48
(e segs.), 103 (e segs.)
Circuito funcional dos
pulmões 78, 82, 122
Circuito funcional dos rins
88 (e segs.)

Circulação sanguínea 106
Classificação de elementos 39
Clima 33
Climatério, 50
Colheita 68
Colírios 102
Compressas nos olhos 102
Comunicação 109, 115
Condições climáticas 12
Condimentos 23
Condutor de carruagens 59
Congelados 143-4
Consciência corporal 38
Cores 29
Correspondência dos cinco
    elementos 28, 29
Cozinhar segundo os ciclos 44
Crenças 135 (e segs.)
Crescimento 32
Cuidados com a língua 106
Cuidados com os olhos 102
Cultura alimentar 102

Dente-de-leão 103
Depressões 49, 52
Derivados de leite de vaca 143
Desequilíbrio no elemento
    água 90
Desintoxicação celular 21
Despedida 78, 79, 111, 121
Diagnóstico, 12
Diarreia 81
Dicas de saúde 19 (e segs.)
Dietas 133, 141
Dietética, ocidental 11

Dilts, pirâmide 133-4
Dilts, Robert 128, 133
Disbiose 38, 120
Doenças da bexiga e dos rins 90
Doenças da pele 80
Doenças das vias respiratórias 80
Doenças dos olhos 50
Dor 38, 50
Dores de cabeça 50
Dores musculares 50
Dores nas costas 90

Efeito ioiô 133
Elemento água 88 (e segs.),
    123 (e segs.), 144
Elemento fogo 58 (e segs.), 106, 142
Elemento madeira 48 (e segs.),
    101 (e segs.), 141
Elemento metal 78 (e segs.), 115
    (e segs.), 143
Elemento terra 68 (e segs.),
    109, 142
Elementos de albumina 26
Emoções 12, 31, 49, 79
Energia corporal 26
Energia dos alimentos 10
Energia dos rins 14, 123
Enxágue com salmoura 119
Enxaqueca 34
Enzimas 20
Equilíbrio de energia 12
Equilíbrio energético 18, 19, 38, 133
Ervas 23, 144
Esgotamento 20, 38
Espírito (Shen), 58

Os cinco elementos na alimentação equilibrada

Estações do ano 12, 25
Estagnação 13
Estimulante 23-4
Estômago 68
Estresse 49
Excesso de energia 24, 28, 38
Excesso de peso 70, 141
Exercícios de contato 115
Exercícios respiratórios 14
Extratos de plantas 12

Falta de energia 22, 28, 38
Falta de peso 70
Família 111
Fases da Lua 26
 - lua nova 33
 - lua cheia 34
Fast-food 44, 73
Febre 50
Feldenkrais 102
Filosofia dos cinco elementos 11, 41
Física do caos 26
Fobias 90
Força de autocura 100
Fornecedor de albumina 23
Fortalecimento dos
 pensamentos 110
Frescor 16, 122
Frio 38, 88, 124
Funções nervosas 21

Ginkgo biloba 106
Gorduras 26

Harmonia 12
Herança anímico-espiritual 111

Identidade 132, 138 (e segs.)
Incrementar com componentes
 Yang 22, 142
Incrementar com componentes
 Yin 24, 142
Ingestão de alimentos 44
Insônia 60
Insulina 20, 141
Intestino delgado 61, 107
Intestino grosso 80, 119
Inverno 88
Ioga 102, 117
Ira 105

James, Tad 128

Lar da vida 129
Lavagem com óleo 107
Ligações 109

Mania 60
Marcação dos alimentos 39
Massagem 14, 102
Massagem no intestino
 delgado 107
Massagem no intestino grosso 119
Medicina Tradicional Chinesa
 (MTC) 11, 12, 13 (e segs.), 35, 42
Médicos de dieta 12
Meditação 44, 102
Medo 89, 123
Medo da vida 128
Menta 23, 143
Meridiano da bexiga 89
Meridiano dos rins 124

149

Metabolismo lento 30
Morno 122
Motivações 139
Movimentação 101, 141
Movimentação passiva 102
Moxibustão 124
Mucosa 115
Mudanças climáticas 26, 50
Músculos 123

Nascimento, dinâmico 89
Nervosismo 61
Níveis corporais 12
Níveis do ser 11, 25, 28

Óleo de massagem 122
Orelhas 125
Organização de Alimentação e
    Agricultura (FAO) 44
Órgãos 12, 30 (e segs.), 44
Órgãos corporais 12
Órgãos de armazenamento 17, 29
Órgãos dos sentidos 12, 29, 31
Órgãos ocos 17, 29
Ossos 90, 123
Outono 78

Pâncreas 68
Pares de órgãos 29
Parte Yang 16
Parte Yin 16
Peixe 23, 144
Pele 115
Pensamentos 69, 109
Percepções olfativas 29

Perturbações alimentares 70
Perturbações da memória 61
Perturbações da personalidade 80
Pessimismo 80
Picante 23
Picar os alimentos 20
Plano de tratamento 106
Platão 59
Pontos de acupuntura 118
Primavera 48
Prisão de ventre 81
Problemas circulatórios 61
Processo de cozimento 42
Processos digestivos 53
Processos, hormonais 50
    – rítmicos 25
Produtos de leite de vaca 143
Puberdade 49

Qi 13 (e segs.), 21, 28, 44, 88, 93, 100
Qi do baço e do estômago 73, 143
Qi do fígado 49
Qi dos rins 92
Qi gong 11, 13, 14, 117, 128

Recolhimento 123
Recomeço 89, 121
Refogar alimentos 24
Regiões de órgãos 12
Regra mãe/filho 36
Relaxamento dos olhos 112
Relaxamento respiratório 118
Resfriamento 90
Respiração 14, 78, 117
Ressecamento 60, 78, 106, 122

Os cinco elementos na alimentação equilibrada

Retenção de líquidos 38
Rinite alérgica 50
Rins 123 (e segs.), 128
Riso 108
Rochlitz, Steven 106
Rolf, Ida 123
"Rolfing" 123

Sabor 28, 30
  - amargo 60
  - azedo 50
  - doce 70
  - picante 80
  - salgado 90
Sal 42
Seleção 112
Sensação de estufamento 70
Shiatsu 102
Sintomas 100
Sintomas cardíacos, funcionais 61
Sistema cardiocirculatório 59, 106
Sistema de autocura 38
Sistema digestivo 45
Sistema fígado/vesícula 103
Sistema nervoso 101
Sistemas de órgãos 101
Situações emocionais 29
Sonhos alpinos 61, 62
"Su Wen" 35
Suco de limão 141

Tabaco 62
Tai chi chuan 117
Tao 13, 15
Taoismo 15

Tecidos conjuntivos 69, 112, 123
Tecidos corporais 29, 31
Temor 89, 128
Tendões 123
Terapêutica 25
Terapia respiratória 102, 117
Terapia "Time-Line" 128
Termia 26, 28, 36
Termia de alimentos 28
Tipo Yang 22 (e segs.)
Tipo Yin 19 (e segs.)
Transformações 32, 45, 80, 82,
    115, 132
Tratamento pelas zonas
    reflexas dos pés 102
Tristeza 78-9, 122

Umidade 17, 122
Usufruir 45

Varizes 61
Velhice 33, 128
Verão 58
Vesícula biliar 50,103
Vias condutoras
    (meridianos) 13
Vias urinárias 90
Vinho branco 24, 141
Visões 128
Visualizações 103 (e segs.), 105,
    110, 113, 121, 126 (e segs.), 140
Vitaminas 11

Yin e Yang 13, 15 (e segs.), 28,
    38, 123, 125

Índice de alimentos com a sua correspondência aos cinco elementos e suas características térmicas

Abreviações:

Ma = madeira	q = quente
F = fogo	m = morno
T = terra	n = neutro
M = metal	f = frio
A = água	g = gelado

Abacate (T f)
Abacaxi (Ma g)
Abóbora (T g)
Abobrinha (T n)
Abricó (T m / F m)
Açafrão (F q)
Acelga (Ma g)
Açúcar de cevada (T q)
Açúcar refinado (T g)
Ágar-ágar (A n)
Agrião (M f)
Agrião de jardim (M n)
Água mineral (A g)
Aguardente 32% (Maq/aq)
Aipo em bulbo (M n / F n)
Aipo em talo (Ma f)
Alcaçuz (T q)
Alcachofra (F f)
Alcaparra (F m)
Alcaravia (A m)

Alecrim (F m)
Alface lisa (Ma f)
Alface romana T f / T f)
Alface roxa (F n)
Alfarroba (T n)
Alfavaca (Fm/Ma m)
Alga (A g)
Alho-poró (M m / Ma m)
Alho-poró em bulbo (M f)
Alho-poró gigante (M q)
Ameixa (Ma n / A n)
Amêndoas (T m / F m)
Amendoim torrado
   sem sal (M m)
Amora (A g)
Amora silvestre (Ma f)
Aneto (T f / Ma f)
Anis (M q / T q)
Anis-estrelado (M q / A q)
Arando (Ma f)
Arenque (A n)
Arraia (A g)
Arroz branco (T m)
Arroz de grão redondo (T g)
Arroz de risoto (T g)
Arroz integral (A n)
Arroz tipo longo (M f)
Artemísia (F m)
Asparago (F g)
Atum (A m)
Aveia (F f)
Avelã (Ma m)
Azedinha (Ma n)
Azeite (T f)
Azeitona (F f)

Os cinco elementos na alimentação equilibrada

Bacalhau fresco (A f)
Bacalhau seco (A m)
Badejo (A f)
Bagre (A n)
Banana (T g)
Banha de porco (T f)
Batata (T n)
Batata-doce (T n / Ma n)
Baunilha (T m)
Berinjela (A m)
Beterraba (F f)
Brócolis (T n)
Broto de bambu (Ma g)
Broto de feijão (Ma f)
Brotos (Ma f)

Cabrito (M m)
Cacau (F m)
Café (F m)
Camarão (A q)
Camarão de água doce (Ma q)
Canela (M q / A q)
Capim-cidreira (M q / F q)
Carambola (Ma g)
Caranguejo (A g)
Caranguejo de água doce
   (Ma q/A q)
Cardamomo (M m)
Carne de cabrito (F m / A m)
Carne de cordeiro (F m / A m)
Carne de porco (A m)
Carne de vaca (T m)
Carne de vitela (T n)
Carne grelhada (F q)
Carpa (A n)

Castanha (A n / T n)
Cavala (A m)
Caviar (A q)
Cebola (M f)
Cebola miúda (M f)
Cebolinha (M m)
Cenoura (T n / A n)
Centeio (T f)
Cerefólio (T n / Ma n)
Cereja (Ma m / A m)
Cereja doce (F n)
Cereja preta (F f)
Cerveja (F f)
Cevada (T f / A f)
Cevada em flocos (F g / A g)
Cevadinha (T f)
Chá de erva-doce (T m)
Chá de funcho (T m)
Chá de hibisco (Ma f)
Chá de malva (Ma f)
Chá de roseira brava (Ma f)
Chá, preto e verde (F m)
Champanhe (Ma g)
Chardonnay (Ma n)
Chianti (F g)
Chicória (F f)
Chili (M q)
Chocolate (T m)
Chocolate amargo (F m)
Chouriço (F g)
Chucrute (Ma f)
Clara de ovo (A f)
Coalhada (Ma g)
Coco (T f)
Codorna (M m)

Ilse Fahrnow e Jürgen Fahrnow

Coelho (Ma g)

Coentro (M m)

Cogumelo _funghi secchi_ (F f)

Cogumelo grande (T g)

Cogumelo pequeno (T g)

Cogumelo _shitake_ (T g)

Cominho (M m)

Conhaque (F q)

Coração de boi (T m)

Coração de porco (F n)

Coração de vitela (T m)

Couve-chinesa (T g)

Couve-de-bruxelas (T m / F m)

Couve-flor (T n)

Couve-rábano (M f)

Cravos (M m / A m)

Creme de leite azedo (Ma f)

Curry (M q)

Damasco (T m/F m)

Dente-de-leão (F g / Ma g)

Diabo-marinho (polvo) (A f)

Endívia (F f)

Enguia (A m)

Enguia do mar (A f)

Erva-do-campo (F n)

Erva-doce (T m/A m)

Ervilha (T f)

Escargot (A n)

Espaguete (T f)

Espinafre (Ma g)

Espinheira (A m)

Essência de vinagre 20% ácido
   (Ma q)

Estragão (Ma n)

Esturjão (A m)

Faisão (M m)

Farinha de alfarroba (T n)

Feijão (A f)

Feijão de aspargo (T g)

Feijão de soja (A f)

Fermento (Ma m)

Fígado de boi (Ma n)

Fígado de cordeiro (Ma m)

Fígado de galinha (F m)

Fígado de ganso (F g / Ma g)

Fígado de pato (Ma g / F g)

Fígado de porco (Ma m)

Fígado de vitela (Ma f)

Figo (T n)

Flocos de aveia (F g)

Folha de limão (F q)

Framboesa (Ma m / A m)

Frango de leite (M m)

Funcho (T m / A m)

Galinha caipira (M q)

Galinha-d'angola (M m)

Galinha de granja (Ma f)

Ganso (M n)

Gema de ovo (T m / A m)

Gengibre (M q)

Gergelim (Ma m / A m)

Grão (T m)

Grão-de-bico (T f / A f)

Grãos verdes (T n / Ma n)

Grãos de colorau (M m)

Grãos de feijão (A f)

Os cinco elementos na alimentação equilibrada

Grapefruit (F f)
Groselha (Ma f)

Hortelã-pimenta (M g)

Iogurte (Ma g)

Kiwi (Ma g)

Lagosta (Ma q / A q)
Lagostim (Ma q / A q)
Laranja (Ma f)
Leite (T f)
Leite de cabra (A f)
Leite de soja (T f)
Lentilha (T f / A f)
Levedura (Ma m)
Licor (T q)
Linguado (A f)
Linguado vermelho (A f)
Lobo marinho (A g)
Louro (M m)
Lula (A f)

Maçã (T f / Ma f)
Malte (Tm)
Malte de cevada (T q)
Mamão papaia (T f)
Manga (T g)
Manjericão (F m)
Manteiga (T f / A f)
Maracujá (Ma m)
Marisco (A n)
Marmelada (T m)
Marmelo (F f)

Marzipã (T m)
Mel (T q)
Melaço (T q)
Melancia (T g)
Melissa (Ma n)
Merluza (A f)
Mexerica (Ma n)
Milho (T n)
Miolo de vitela (A g)
Missô (A g)
Miúdos de vitela (T n)
Molho de soja (A g)
Molho tipo Worchester (A g)
Moranga (Ma n / A n)
Morango (Ma f)
Morcela (F g)
Mostarda (M m)
Murtinho (Fn)

Nabo (F g)
Nabo em bulbo (M f)
Nêspera (F m / Ma m)
Noz-moscada (F q)
Nozes (T A m)
Óleo de gergelim
   (Ma f / A f / T f)
Óleo de milho (T f)
Óleo de semente de abóbora
   (Ma f)
Óleo de semente de girassol
   (T f)
Óleo de semente de linhaça
   (F f)
Orégano (F m)
Ouriço-do-mar (A g)

Painço (Tn / An)

Palmito (F g)

Papoula (F m)

Páprica em pó (F n)

Páprica forte (F m)

Pato (Ma f / A f)

Pato selvagem (M m)

Peixe, defumado (A q)

Peixe-espada (A m)

Perca (A n)

Perca-amarela (A m)

Perdiz (M m)

Peru (T n)

Pêssego (M n)

Picles (Ma f)

Pimenta de cravo (M q)

Pimenta vermelha (M q)

Pimenta-do-reino (M m)

Pimenta branca (M q)

Pimenta preta (M m)

Pimentão (T m)

Pimentão doce (T m)

Pinga 32% (Ma q / A q)

Pomba (A m)

Porco selvagem (M m)

Presunto, cru (A q)

Queijo (T f / A f)

Queijo fresco (A f)

Queijo Rockefort (M m / A m)

Quiabo (T m)

Quinoa (T n / A n)

Rabanete (M f)

Rábano (M q / F q)

Rábano-couve (M f)

Radicchio (Fn)

Raiz-de-angélica (F q)

Raiz de salsa (T n)

Repolho branco (A g)

Repolho crespo (A f)

Repolho roxo (A g)

Ricota (Ma g)

Rins de boi (A m)

Rins de porco (A f)

Rioja (F n)

Rodovalho (A f)

Romã (F g)

Roseira-brava (F n / Ma n)

Rúcula (F g / Ma g)

Ruibarbo (Ma g)

Sal (A m)

Salame (A q)

Salmão (A q)

Salmonete (A q)

Salsa (Ma n)

Chouriço (F g)

Sálvia (F m)

Sardinha (A n)

Segurelha (M n)

Semente de funcho (T q)

Semente de linhaça (F m)

Semente de oliva (T m)

Sementes de abóbora (A m)

Siri de água doce (Ma q / A q)

Siri gigante (Ma q / A q)

Solha (A f)

Sopa de peixe (A g)

Suco de cereja (F f)

Os cinco elementos na alimentação equilibrada

Suco de cereja-azeda (Ma f)
Suco de fruta (T f)
Suco de verduras (T f)

Tâmaras (T n)
Tanchagem (Ma m)
Tangerina (Ma n)
Tofu (T n)
Tomate (Ma q)
Tomilho (M m)
Trigo-sarraceno (F m)
Trufas, brancas (A q)
Trufas, pretas (A m)
Truta (A n)
Truta pequena de água salgada (A q)
Tubarão (A g)

Urtiga (Ma m)
Uva (Ma n / A n)
Uva-passa (T m)

Uva-passa branca (A m)
Uva-passa preta (T m)

Vagem (Ma f / A f)
Veado (M q / A q)
Vinagre balsâmico (Ma m)
Vinagre de vinho (Ma m)
Vinagre 7% ácido (Ma q)
Vinho Bordeaux (F f)
Vinho da Alsácia (Ma f)
Vinho de maçã (Ma f)
Vinho do Porto (F q)
Vinho gelado (Ma m)
Vinho Madeira (F q)
Vinho Mosela (Ma g)
Vinho quente (F q)
Vinho Riesling (Ma g)
Vinho seleto (Ma n)
Vinho tinto (F g)

Zimbro (F q)

Ilse Fahrnow e Jürgen Fahrnow

Créditos das fotos e Ilustrações

Ingolf Hatz, S. 104
Independent Medien Design,
   2ª capa
Gudrun Kaiser, S. 93
Michael Leis, S. 137
Mike Masoni, S. 117
Mauritius, S. 3, 16/Albinger
S. 101/Chromosohm, S. 78/
Mehlig, S. 48/Photri,
   2ª orelha, acima
Sabar Percussion (Bremen), S. 115
Reiner Schmitz, S. 2, 20, 40, 43, 46,
   47, 54, 56, 57, 63, 64, 65, 67,
   73, 74, 75, 77, 83, 84, 86, 87,
   94, 96, 97, 107, 124, 4ª capa
Simone Schneider, S. 99
Kay Stiepel, S. 52
Tony Stone/C. Hayden, 1ª orelha,
   centro
S. Jauncey, 1ª orelha, abaixo
D. Lowe, 2ª orelha, centro
C. Panchot, S. 130/D. Rose, 1ª orelha,
   acima
Studio Teubner, S. 23, 52, 63, 83,
   93, 143, 144
Heidemarie Vignati, S. 15, 27, 118, 119
ZEFA/K + H Benser, S. 108/ A.
Inden, S. 126, 142/Index-Stock, S. 33/
Jaemsen, S. 88/Master-file, S.2, 137/
   Poupinet, S. 58/
Reinhard, S. 68, 106/Rossi, S. 111/
Sharpshooters, S. 13, 98